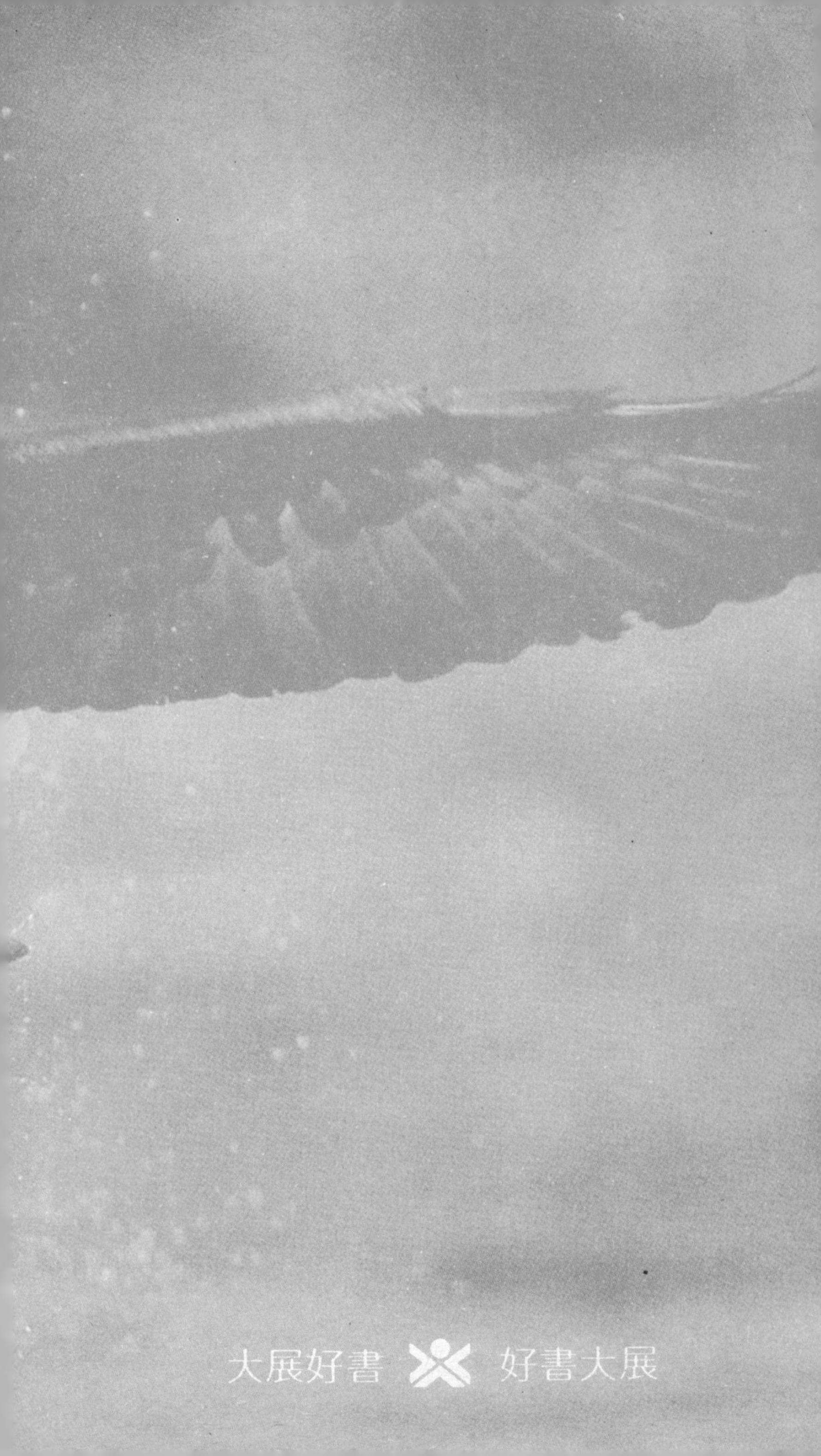
大展好書 好書大展

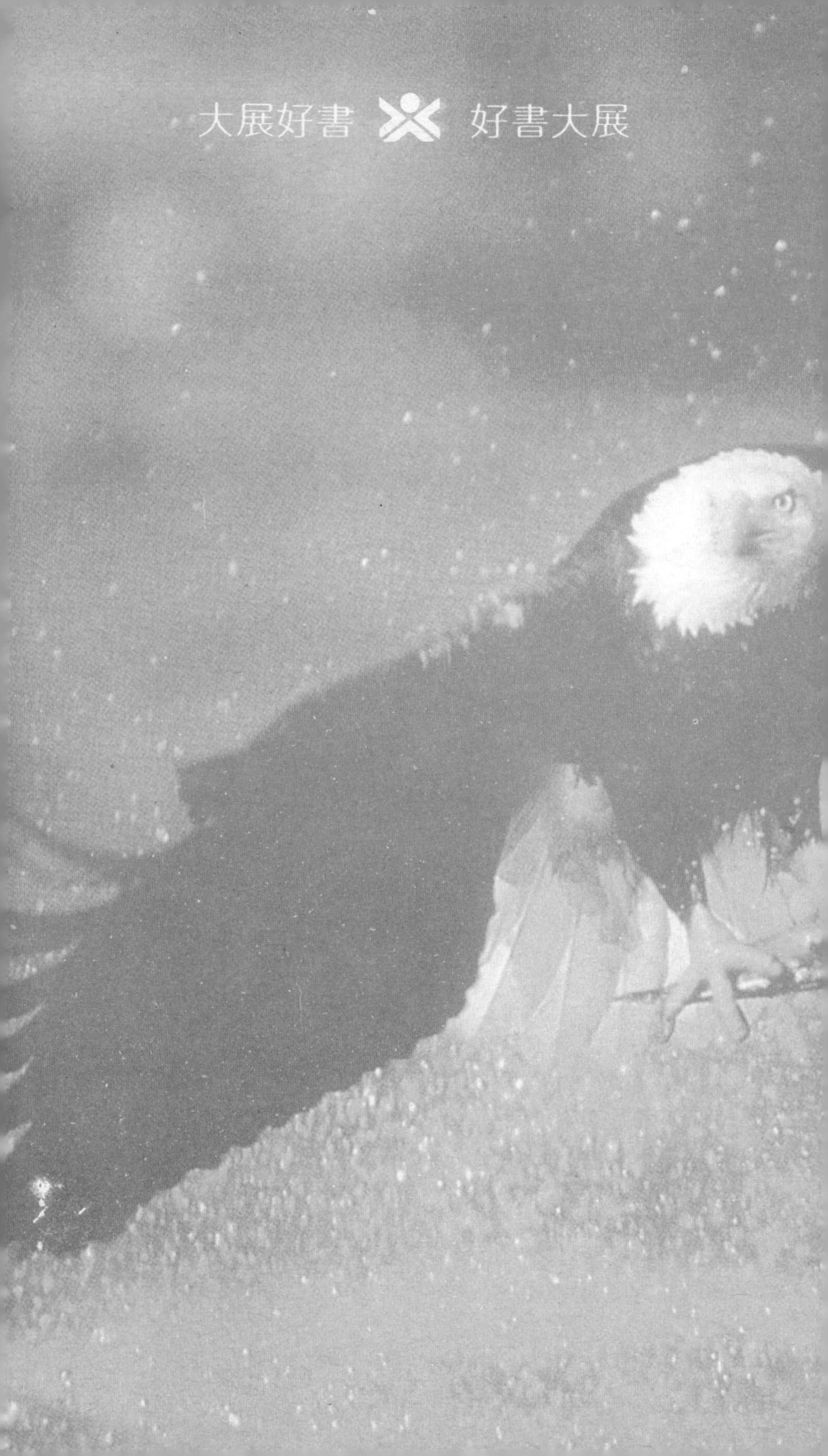
大展好書 好書大展

婦幼天地

36

再也不發胖

池園悅太郎／譯
沈 永 嘉／著

大展出版社有限公司
DAH-JAAN PUBLISHING CO., LTD.

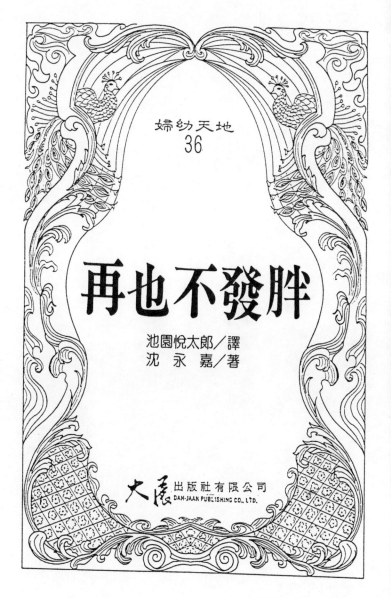

序　言

「再也不發胖」這是在肥胖治療中最重要，也是最困難的目標。即使曾經減肥成功，體重也會再增加，稱之為「回胖」，回胖的發生率高達八十%。本書特為各位解說不必餓肚子也可以減肥，並可防止「回胖」，達成減肥最終目標的方法。

凡是女性週刊雜誌隨手翻翻必定可看到「瘦身請用此法」的廣告，其種類千差萬別，有雞蛋節食法、夜來香節食法、蒟蒻節食法、蘋果節食法、液體蛋白飲用法、皮帶腹部振動法、背部吸盤陰壓法、鹽巴按摩法等不勝枚舉。

為何會有如此多的民間療法廣告出現呢？最大的原因是醫學院學生所讀的醫書中，根本沒有記載治療肥胖的治療法。

當然醫書中有記載肥胖乃是糖尿病、高血壓、痛風、心肌梗塞、腦血管硬化的危險因子，但對肥胖本身的治療，則只規定患者每天攝取適量的卡路里數（一天所能吃的能量數），之後便交給營養師指導。

為達到減肥的目的，一天所攝取的卡路里數必須大幅少於一天所消耗（燃燒）的卡路里數。平日攝食二二〇〇仟卡的人，必須忍耐接受指導，減量至一半的一一〇〇仟卡，但即使如此，本人也會因為飢餓感而傷腦筋，很難實施。

我們早在三十年前就以動物實驗，研究出抑制人類基本慾望的飢餓感，促進飽脹感的方法。這項生理學的研究還透過破壞腦視丘下的攝食中樞，使動物食慾減退，結果成功使動物瘦下來。

但要破壞人類腦視丘下部是不可能的，因此筆者曾使用過法國製的穴道探索器，這個探索器可正確找到控制攝食中樞的耳朵穴道，先將針插入穴道後，將針留置在內可持續針的刺激。這個方法可使九五％的肥胖者只吃少量的食物即出現飽脹感。其中也有人會出現「害喜」一般的症狀，這時便要拔去一部分耳針。

耳針可使血清中明顯增加攝食中樞抑制物質（3,4—dihydroxybutylic acid），這是岡崎國立生理學研究所已證明的事實。

從第一章到第七章將詳述自己可以做的減肥法。想要減肥，本人必先具有必須減肥的自覺，改善過去錯誤的飲食方法是很重要的。這個稱為行動修正療法的減肥法，大多是集體實施較多，更重要的是個人對減肥的意願要很強烈。

我在數十年間，從各種角度檢討出使用何種手法，可以只攝取低卡路里食物也不致於感到飢餓，因而減肥成功，並累積了不少臨床病例，直到目前為止，已超過一千個例子。並從出現飽脹感作用機序的研究，做為肥胖的治療法，且確立西洋醫學與東洋醫學的兩面治療法，這個治療法名為NOR式減肥法（New Obesity Research的簡稱），並實施耳針留置法、中藥療法以及營養補助食品療法三者併用療法。

藉著NOR式減肥法可減肥十～六十公斤，但減肥後要維持體重則相當困難，因此還開發了改變一日飲食順序的防止「回胖」法，這便是「再也不發胖」的方法。

希望嘗試過各種減肥法，時而成功時而發胖的患者們，先實施本書剛開始所寫的可自行實施的減肥法，若不理想時再以NOR式減肥法急速減肥，並體會維持體重的「回胖防止法」。

池園悦太郎

目錄

第二章　你為何無法減肥

第三章　肥胖為何恐怖

第四章　自我瘦身的正確減肥法

第五章　安全、確實的瘦身，NOR式減肥法的祕訣

目　　錄

第一章　爲何會「回胖」？

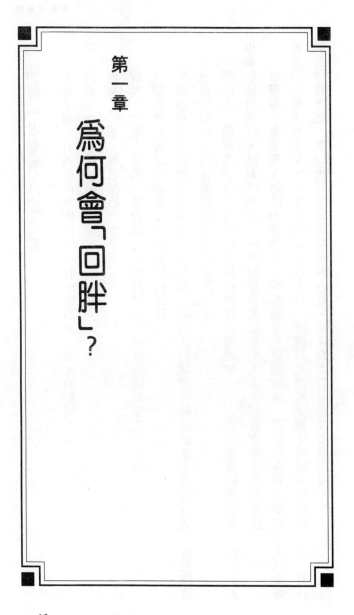

「回胖」者竟有八成之多

在地下鐵有丸內線的車廂內，一胖一瘦兩女士如此的對話：

胖女：「來、吃一點吧！」

瘦女：「不、我已開始節食了。」

胖女：「哦！是嗎？我也試過各種減肥法，最有效的是S式。」

在短短幾句會話中道盡了治療肥胖的現狀。

由這段會話中我們可以得知：胖女到目前為止已試過各種減肥法、有的有效、有的無效，但連最有效的S式也使她回胖到目前的樣子。

實際上，雜誌或單行本也介紹了難以數計的減肥法，一方面代表減肥需求高，反過來說也表示使用那些方法無法減肥，以及減肥後又回胖的人多，肥胖者根本沒有減少。

根據某些專業醫生追蹤調查發現，減肥後沒有定期檢診，體重恢復到治療前或比治療前更重的人高達五十％，五年後更高達六十％。這還只是找專業醫生減肥後回胖的比例，若再加上自我減肥，或以民間減肥法減肥的人數，回胖的比例可能會高達八成。

此外，瘦女說「開始節食」，這句話也反映出現狀，那就是根本沒有減肥必要的人也想節食，或肯付錢給減肥業者以求瘦身。

身為醫生的我們了解一般人的肥胖是成人病的病因，但事實上真正了解為何肥胖、肥胖有何不好，以及為何有必要減肥的人卻出乎意料的少。因為如果真正理解的話，就不會連不必要的人都在減肥。

看樣子不管胖瘦，在苗條趨向風氣盛行一時的情況下，人人一窩蜂追求瘦身，大部分的人都實施不科學的減肥法，減肥失敗或回胖也是必然的。

痛苦的減肥引起反動

減肥法有很多種，基本都是節食。因為大部分的肥胖者都是飲食過量，使得未被使用的熱量積存成為脂肪，所以應該避免攝取多餘的熱量，把體內的脂肪轉化成熱量消耗掉，以達減肥目的。

這個減肥的理論誰都知道，但要把節食付諸實行卻是難上加難。所以除非意志堅定，否則很難忍耐飢餓感。

肥胖是糖尿病的原因之一，這是大家都知道的，一旦血糖值過高被診斷為糖尿病時，主治醫師會指定一日所攝取之熱量。因為糖尿病患者若攝取超過所消耗的熱量時，超過的部分會使血糖值上升，所以消耗熱量和攝取熱量達同一程度是很重要的。當然會比以前所吃的量少許多。

遇到肥胖又是糖尿病患者的場合時，將按肥胖程度進一步限制熱量的攝取。例如，一天攝取一六〇〇仟卡的飲食如下（摘自日本糖尿病學會編『食品交換表』第五版）

■早餐　米飯一六五g、納豆四〇g、炒牛蒡絲（牛蒡三〇g、紅蘿蔔五g）、暴醃的魚（蕪菁三〇g、蕪青菜五g）、味噌湯（味噌十二g、茄子三〇g）、植物油三g、砂糖一g。

■午餐　米飯一六五g、薑烤豬肉（豬大腿肉六〇g、萵苣二〇g、小番茄二〇g）、配煮（馬鈴薯一〇〇g、青豆三g）、芝麻涼拌菜（菠菜六〇g、白芝麻三g）、植物油二g、酒一g、砂糖二g。

■晚餐　米飯二二〇g，鮪魚紅肉生魚片六〇g，配菜（嫩菜二〇g、蘿蔔二〇g、紫葉一枚），拼盤（油豆腐二五g、竹筍二十g，紅蘿蔔十g、香菇二十g、扁豆二十g），醋涼拌菜（小黃瓜二十g、生裙帶菜二十），蚵仔煎（蛋二五g、桑葉五g），植物油三g，酒二g。

■點心　柑橘二〇〇g、牛奶二〇〇ml。

這是一份很好且能保持營養均衡的菜單。當然不可能每天吃一樣的東西，所以『食品交換表』中列舉了可互換的食品群。

糖尿病的專業醫生大多根據這『食品交換表』進行患者的飲食指導。乍看之下每樣材料要經過計算似乎很麻煩，但習慣就好。

肥胖者以前應該都吃得很多，雖有個別差異，但一般都被限制至過去½左右的食量，當然會感到飢餓，卻又不得不持續攝取低卡路里食物，因此經常為飢餓感而傷腦筋。

採取減少食量的飲食法必須靠意志力克服飢餓感。一般糖尿病患者之所以克服得了，主要是因持續高血糖產生「糖尿病性網膜有導致失明的危險」、「怕由糖尿病腎症演變成腎不全，必須洗腎」的危機感高於飢餓感所致。

另外，許多不太了解糖尿病的患者，都會因飢餓難耐而攝取超過規定的飲食量，更何況既沒有糖尿病也沒有其他症狀的肥胖患者，光靠意志力忍受到飢餓感，以貫徹減肥的目的是很困難的。

結果很多人雖然開始節食，卻因克服不了強烈的飢餓感而放棄減肥，使過法勉強抑制的食慾一發不可收拾，產生暴飲暴食的現象，反而更胖。

不科學的減肥必會導致「回胖」

在先進國家中，日本是最輕視肥胖的國家，有的國家將肥胖症獨立成為一個治療單位，並加入保險診療對象，但日本卻只是在高血壓症、高脂血症中加入肥胖治療。若有「肥胖是一種疾病」的認識，應該會接受醫師的治療，如此一來嘗試不科學的自我方式或民間療法減肥的人便會減少。一方面告之肥胖成為成人病病因的危險性，卻又不確立減肥的治療系統才是一大問題。

於是各種不科學、非醫學減肥法便橫行於市面上。例如，有人主張做運動，趁著晚上睡覺時消耗脂肪而瘦身，這個人還上電視述說他自己的主張。但身體內的脂肪必須藉著活動身體才能轉為熱能，不動身體在睡眠中消耗身體脂肪的說法是沒有科學根據的。

的確，運動療法也是減肥法之一，但有科學根據為基礎的運動才有效，以這個說法為基礎的運動才可以期待其效果。退一步說，即使可以減肥也一定會再回胖。

常有知名紅星出「我因××而瘦」這樣的書而大大暢銷，不只書暢銷，在書中提到的「瘦身艮藥」（不是藥）也因此大賣。固然也有人像該紅星那樣買了這「瘦身艮藥」，使用後也真的瘦了下來，但不久之後，這位紅星卻以比以前胖的體態上螢光幕。由此可見，使用該「瘦身艮藥」而瘦的人，可能也同樣回胖了。

其中實況應該是一時的熱潮過去後，試過該減肥法的人大多已回胖，只有業者趁機大撈了一筆。

連專業醫師也無法防止「回胖」

有一次出席肥胖學會時，我問曾發表治療肥胖成績的某大學醫生「搖控成績如何？」所謂的搖控成績是指治療後不再到醫院複診的患者們目前狀態。我想知道經過該醫生治療後成功減肥的患者有多少人維持標準體重，有多少人已回胖了。

但，這位醫生不敢回答我。在治療肥胖個案中，除非是慢性病患者，否則一旦減肥成功是不肯再回到醫院的。由於他們對追蹤調查（郵寄問卷，再將答案寄回）也不肯協助，所以搖控式成績相當不理想。

至於我這邊的情況，我正對到目前為止接受過數次減肥的人做追蹤調查。問卷回答的回收率相當低，只有二十％～三十％未回答的人也不知情況如何，到底他們是因已維持標準體重卻不願觸及「過去的肥胖」，或因已回胖而不願回答……。總之，在回答者中，回胖率低於二十％以下。

搖控成績在治療肥胖的效果上並無預測中的好，因為就算暫時減肥，若再發胖的話就沒有預防成人病的效果。反而使合併症惡化的危險增高。

但是做追蹤調查是相當花費金錢的，以我的小研究所來說，郵遞問卷再加上回郵，就已所費不貲。心想若是教學醫院那樣的大機構，預算足夠，應該可以做到，但其實不然。到頭來大學醫院只能做到減肥，卻無法應付回胖。

減肥法的上限

專業醫師所做的減肥法是有科學根據的，只要確實執行便能得到效果，比起連運動減肥都談不上的民間療法有天壤之別。但想不到專業醫生們卻踢到鐵板，體會到上限無法超越的空虛感。

專業醫師所進行的肥胖療法，不外乎①飲食療法，②運動療法，③行動修正療法，④外科療法，⑤藥物療法，但還是以飲食療法為基本。

飲食療法又分為將一天所攝取的熱量降低至一二〇〇卡～一八〇〇卡的減食療法、及降低至一〇〇〇～一二〇〇卡的低熱量飲食療法，和抑制至二〇〇～六〇〇卡的超低熱量飲食療法。不管那一種方法都只是透過減低熱量，把身體內的脂肪當做熱量消耗掉而減肥。

減食療法，低熱量療法是靠著一般的飲食來進行，也就是讓患者減少食量。首先做肥胖診斷，查看有無合併症，再依患者情況決定每日的攝取熱量、身體脂肪中每一公斤含有七〇〇〇卡的熱量，所以要減一公斤，就要改為比身體所消耗的七〇〇〇卡熱量還少的飲食。若每天攝取熱量比身體的消耗的熱量少七〇〇卡，據計算，十天便何減一公斤。

前面說過低熱量食療法每天要將熱量抑制至一〇〇〇～一二〇〇卡，但實際上男性約為一六〇〇卡，女性約為一四〇〇卡，若抑制到一二〇〇卡以下，想持續下去都很難，因為患者將會感到飢餓難耐。

這個減食療法最大的缺點是全依患者的意志力來克服飢餓感，因此無法大幅抑制所攝取的熱量，減肥的速度很慢，一個月只能減二公斤。

假如過度壓抑攝取熱量的話，患者會跟不上，但若放鬆的話減肥速度過慢，患者也不肯繼續。一旦好不容易決定了每天所攝取的熱量，開始進行飲食指導後，患者卻不願再到醫院來，使主治醫師感到大失所望。

此外，患者為了遵守每天規定的攝取熱量，必須計算卡路里，當他們找營養師商量時，營養師便會拿糖尿病患者用的『食品交換表』給他們，但能夠長期計算卡路里，自己煮食的人並不多。

尤其當患者被告知須攝蛋白質二五％、脂肪十五％、糖六十％，維他命、礦物質要充足時，第一個反應是覺得麻煩。因此，除非由某人計算好卡路里，做出一份營養均衡的減肥食譜供自己食用，否則是很難實行的。

換句話說，除非入院治療，否則像這樣的節食減肥是很難有效果的。

不過，想接受專業醫師做肥胖治療而來到醫院的人，皆有強烈的動機，例如已試過各種減肥法；或因痛風發作，不減肥將會復發；或為防止動脈硬化造成心肌梗塞而必須減肥等。因這種強烈動機和產生意志力，能遵守專業醫生指示而減肥成功的人不少。

但是，一旦減肥成功後，患者便覺得沒有再到醫院的必要，剛開始時為了維持標準體重，固然會遵守醫生指示攝取能量，但慢慢便產生紊亂。在治療中已改掉吃點心或消夜的習慣，此時再度破戒，體重便慢慢增加了。

像這樣的人，數年後因其他的疾病再到醫院接受診療時，若由曾為他做過肥胖治療的醫生診察時，醫生會感到大失所望。

像教學醫院這樣的大醫院，以此形式為同一患者診察的機會不多，但聽說婦產科經驗倒是不少。

無法改變個性及飲食習慣

若籠統表示肥胖人士的個性，大多是開朗、不拘小節，活潑富幽默感且樂天派的人多。但反過來說，這些人也有容易厭膩、無耐心、過度隨和的毛病。

換句話說，他們的個性，即使開始減肥也只有三分鐘熱度、沒有耐性持續太久、飲食無規律。心思隨便不在意食量及進食時間，無法拒絕美食誘惑等……，是肥胖容易減肥難的個性。

飲食習慣是由各種因素形成的，但個性是大因素之一，所以要實施減肥，飲食習慣的改變是不可或缺的條件。由專業醫師指導進行飲食療法時，剛開始即使遵守指導，若未矯正飲食習慣，減肥的效果也不大，即使有效也會立刻回胖，在實行專業醫師的節食療法之外，應併用行動修正療法。

在歐洲，由心理學者或專家指導的行動修正療法盛行一時，這種肥胖治療，說難一點便是「分析問題行動，解析環境因子的干涉作用，一面矯正飲食過量的先行刺激，另一方面針對飲食過量刺激患者反應，使行動明確，以期改觀。」

簡單的說，便是先找到導致飲食過量的動機、一面排除其動機，一方讓本身發現為何會飲食過量，並加以修正。

例如，有人習慣吃宵夜，但晚上肚子餓想吃點什麼的理由各有不同，有人因晚餐太早吃，或是晚餐後散步或做過運動，或喝酒後才回家，或一個人渡過時光太無聊等，找出其原因，為何提早吃晚餐，如何才能在適當的時間吃晚餐……等這樣的問題，可由專家與患者商談進行矯正。

此時患者應做詳細的飲食日記，詳細記錄飲食的開始時間及結束時間，針對所有食品詳細記下食品量，飲食場所，飲食狀況等，並且，帶著這份記錄，定期拜訪專業醫師，說明在何處飲食過量的原因，並一一加以修正，透過這樣反覆矯正錯誤的飲食習慣後，便可切身學會正確的飲食行為，達到減肥及維持標準體重的目的。只要行動修正療法成功，便可防止某種程度的「回胖」。

但是，在向日本患者說明時，竟得到「這麼麻煩沒辦法做到」的回答。觀察肥胖者的個性，要他詳細做好飲食日記是不可能的。

即使拋開麻煩的感覺、勇敢嘗試，可能不久後也會失望，因為行動修正療法一個月只能減〇・五公斤。

我在出席歐洲肥胖學會時，曾在行動修正療法專題中發言表示「一個月只減〇・五公斤速度太慢，患者容易厭煩」，會場內聽衆一時譏笑聲大起，可見對歐洲人而言，一個月減〇・五公斤絕不算太慢。

另外，日本嘗試過各種減肥法卻得不到效果的人們，會來找專業醫師，他們對醫師期望太大，若未出現明顯效果是不會滿足的，他們一開始就認為區區〇・五公斤，只要一天就能輕易增減。

所以，一般專業醫師的做法都是一方面以前面所提到的節食療法意圖減肥，一方面採取行動修正療法，記載飲食日記，以指導他們改變飲食習慣。記日記在自我管理上是很有效的，不過即使在定期會見醫師或營養師，接受指導期間可以做到，但持續記載詳細的飲食日記是不可能的，減肥成功後不再記日記，因回到過去的飲食習慣而回胖的人不少。

防止「回胖」愈簡單愈好

防止回胖的對策在開始減肥時便準備好。最理想的減肥法即是防止回胖法。換句話說，吃一點點就飽，不再想吃甜食或油膩的食物，不再喝酒……等改變飲食行為的減肥法，若減肥後仍可持續的話，應可防止回胖。

我所開發的NOR式減肥法，就帶來了這種飲食行為的變化。但並非所有的患者都能持續。只要我認為「太胖了」時，便指導他們誰都可以實行的簡單體重維持法，只是這種體重維持法和NOR式減量法是一套的，難分難離。

此外，要求肥胖者飲食量減少時，大部份的人都會回答「這樣身體會受不了」。這種想法是錯誤的，正因為攝取了超過維持身體活動所須的能量才導致肥胖，這一點是顯而易見的。

每個人都有適應力，即使是不吃大量食物就不會覺得飽的人，只要維持某一程度期間攝取適量餐食，便能適應而產生飽脹感。也有人形容這是「胃變小了」，但其實並非胃變小，而是感覺吃飽的中樞適應「少量的飲食」，產生反應所致。

只要適應得了少量的飲食，便可暫時維持減肥後的體重。我之所以強調「暫時」，是有理由的，因為飲食習慣易因各種原因而改變，例如，基層壓力易造成暴飲暴食，或因工作忙碌擾亂飲食生活造成不斷的飲食過度，一旦飽脹中樞適應更多食量，不吃多一點的食物便不會產生反應。

即便改善了錯誤的飲食習慣，養成正當的飲食習慣，卻經常會再次傾向錯誤一方的理由便是如此。所以要遵守正確的飲食習慣，維持適當的體重，必須自我控制。自我控制的方法愈單純、愈簡單，便愈容易實行，也愈能防止「回胖」。

第二章
你爲何無法減肥

三餐中一餐不吃反而會胖

一旦決心減肥後，很多人以為不吃早餐很簡單，便將早餐省略不吃，但是一餐不吃並不能減少食量。

我們的胃腸已經習慣一天補充三次食物的人體週期率，若只吃二餐或一餐，一方面人體週期率會崩潰，且每餐所吃的食量增加，間隔擴大提高胃腸吸收率，更容易導致肥胖。

最典型的例子便是相撲選手。

相撲選手每天吃二餐。早上練完相撲後便吃一大鍋什錦火鍋，吃得飽飽之後馬上午睡（早睡）。到了黃昏較早時又吃一大鍋什錦火鍋，飽食一頓之後，又喝很多酒，早早便入睡了。如此便可培養成「圓胖型力士」。其大腹便便的內容便是成人病的大敵——脂肪。

不過以相撲選手來說，在持續激烈的練習相撲中，也能增強肌肉，消耗熱量，且年輕，因此成人病並不多見。

另外，有人將每天餐數分為二餐、三餐、四餐、五餐加以實驗，根據報告只吃二餐最容易肥胖。即使飲食量一樣，餐數少愈容易胖。當然餐數少食量又極端減少雖然會瘦，但難耐飢餓感，勉強持續有害健康。

無法控制食慾

食慾由位於腦視丘下方的攝食中樞與飽脹中樞調節。視丘下部可謂管理身體資訊的司令塔，自律神經或內分泌系統調節中樞也在此。

早在三十年前便已透過動物實驗證明破壞飽脹中樞將因感覺不到飽而繼續進食，並因而發胖，相反的，若破壞攝食中樞將因食慾不振而瘦。

此外，以電擊刺激這些中樞將會出現反效果。刺激攝食中樞時將繼續吃而發胖，若刺激飽脹中樞時將會很快感到吃飽不想再進食，於是便瘦下來。

一旦攝食中樞興奮便產生飢餓感，使食慾大振，而刺激這個興奮的是「空腹物質」。同樣的刺激飽脹中樞，感到飽脹以減低食慾的是「飽脹物質」。血液中含有各種物質，不是空腹物質就是飽脹物質起作用。

例如，葡萄糖可抑制攝食中樞。使飽脹中樞興奮。飲食後血中葡萄糖濃度會升高，攝食中樞的功能遲鈍，由飽脹中樞起作用，大腦接收到這個資訊會下達指令「已吃飽不想再吃了」

破壞位於視丘下部
攝食中樞、飽脹中樞所引起的變化

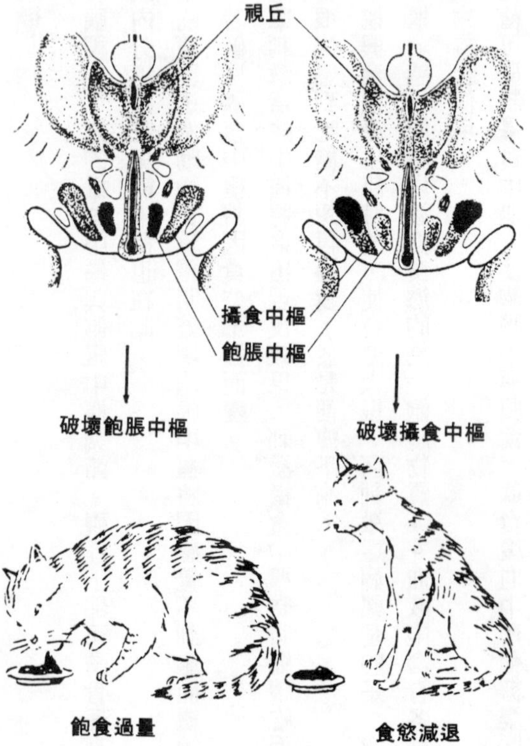

而停止飲食。

吃得快之所以和肥胖息息相關，主要是因為大腦認為「已吃飽不想再吃」時，超過身體所需的食物早已進入體內，於是過剩的熱量便積存而成為脂肪。

現在整理一次前面所提過的，進食與停止進食結構流程如下：①身體尋求其所必須的物質，使空腹物質增加。②攝食中樞因空腹物質刺激而興奮。③大腦接收該訊息，察覺飢餓感而催促進食行動。④進食。⑤視丘下部自律神經、內分泌系統動作促進食物代謝。⑥吃了一定量食物使飽脹物質增加。⑦飽脹物質因飽脹中樞而興奮。⑧大腦接收該訊息，查覺飽脹而停止進食。⑨停止進食。

野生動物按此結構進食，但人類的進食行動則更複雜，往往在這個訊息傳達的路徑中產生嚴重障礙。

請看下頁圖。和野生動物相比，人類的大腦發揮了強烈的進食調節功能。換句話說，人類的進食行動會受喜好、欲求所左右。若是喜歡的食物即使已吃飽了還是可以再多吃一些，若是不喜歡的食物，很快就覺得已吃飽不想再吃，這是每個人都有的經驗。

當心想「啊！好想吃××」時，就立刻就會感到飢餓，萬一眼前剛好有食物，即使剛吃

控制食慾的傳達路徑

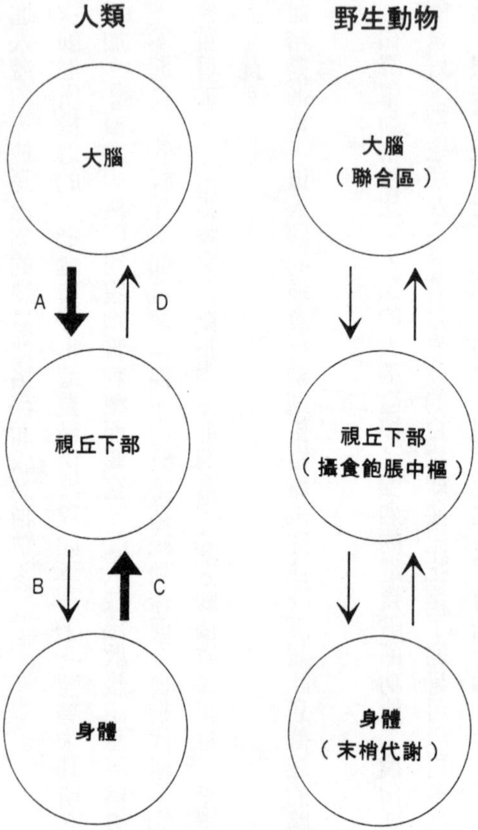

過飯通常也會隨手拿來吃，這是位於大腦連結飲食動機的連合區所產生的功能。

因為肥胖者聯合區的功能強（上頁圖路徑A），且路徑B或路徑D的訊息傳達不夠，因此經常難以控制食慾。所以即使開始減肥，也常會不小心吃太多或吃點心。

肥胖主婦瘦不下來的理由

肥胖者看到什麼好吃的東西便會隨手放進口中，所以減肥時除了三餐以外，儘量對可口的食物視而不見是很重要的。但是對必須準備三餐的主婦而言，要她對好吃的東西視而不見，不要把食物放在身邊，肚子餓不去買東西是很困難的。

為家人準備色香味俱全的食物，自己卻不能享用，這是很殘忍的事，但若一直吃的話，就無法減肥。

此外，主婦肥胖的原因之一是吃點心，並非肚子餓了才吃點心，大多是「代理進食」。代理進食又分「心情好而吃」、「自暴自棄而吃」、「心焦而吃」，因為並非肚子餓而吃，所以不容易飽，不知不覺便吃太多。

為何會走向代理進食呢？

當我們聽到壓力時，常以為是上班族的專利，其實主婦也承受很大壓力，先生的事情、小孩的事情、生活、家計，以及老年以後的事皆成為重擔，經常受不安或焦躁感煎熬。白天固然如此，即使是晚上先生遲歸、小孩一回家便進入自己房間，有時也會感到孤獨。

很多人為了逃避不安、焦躁感、孤獨感，便開始大吃特吃，想藉著填滿胃而忘了憂愁。像這樣的代理進食，要改善相當困難，便成為減肥的大礙。

吃而瘦身？

稍早前有一本『想瘦的人儘量吃』的書相當暢銷，對肥胖者心理而言，這可說是個巧妙擊中要害的主題。

很多人為了想瘦卻不能吃而苦腦，既可吃又可瘦身豈不是兩全其美？在這樣的心理下購買這本書的人應該不少吧！但「吃而瘦身」這是種矛盾的邏輯。

通常「吃多」意味著攝取熱量多，既然如此不可能吃得多又能瘦。即使是吃很多低卡路里食物吃到飽，採取抑制總卡路里數的方法，也不可能「吃而瘦身」。

這時計算卡路里數是必要的，但如前所述，一般肥胖者既缺乏認真、又怕痲煩，不可能一一核對食品，計算卡路里數。如此一來，便要有人煮低卡路里又有份量的菜讓他吃，否則很難減肥。

肥胖的人總希望能「輕鬆瘦身」，因為自己有幾次節食的經驗，知道難耐飢餓感，因此一聽有輕鬆減肥法便趨之若鶩。

市面上出現許多減肥產品，包括減肥茶、減肥藥、減肥肥皂、瘦身化妝品等，在在都誘惑者肥胖者。但目前又安全，又能期待有真正減肥效果的只有飲食療法。我二十年來所研究的NOR式減肥法也是飲食療法，只是患者不必忍受飢餓的痛苦便可得到減肥的效果。

單靠運動也瘦不了

運動療法為減肥法之一這倒是事實，因為運動可以消耗許多熱量，持續使消耗的熱量超過所攝取的熱量便可以瘦下來。但即使理論上可行，實際上卻做不到。

透過全身運動所消耗的熱量比想像中的少。例如，要消耗一餐分的卡路里數（約一六〇卡）男性需慢跑十五分，走六十分（約五〇〇〇步）、持續跳繩三十分。若每餐吃二碗、一天吃六碗，必須持續走三小時才能藉運動將這些熱量消耗掉。

日常生活運動的熱量消耗量

日常生活運動與運動種類	100Kcal 消耗時間（分）	
	男	女
輕微運動		
一般步行（上班、購物）	28	34
早晨體操	27	35
中度運動		
爬樓梯（下）	24	31
快走	19	25
打高爾球	23	29
有氧舞蹈	18	23
激烈運動		
爬樓梯（上）	12	15
慢跑（160m/ min）	9	11
游泳（遠泳）	10	13

肥胖者多會有腰痛或膝蓋痛的現象，因為支撐身體的腰或膝蓋承受過重的體重產生障礙，單靠運動減肥難免會因運動量增加，使腰或膝蓋負擔加大，所產生的障礙更加惡化。

那麼併用飲食療法如何呢？運動會使賀爾蒙或氧的作用活性化，增進食慾，反而吃得過多，很多人因此無法遵守飲食療法。

全身運動可強化心肺機能、防止肌肉衰弱，增加預防動脈硬化的良質膽固醇，對維持健康不可或缺，但剛開始進行減肥時應少量運動較好。

可怕的減肥毛病

常聽說因勉強節食而造成無月經或月經困難症的案例。有很多不須減肥的女性，在苗條指向的風潮下開始減肥，造成賀爾蒙平衡崩潰而前來診療。

在我這邊有很多因高度肥胖而無月經或不孕的病人前來求診，但因自我減肥後發生婦科毛病而前來看診的病例卻不多。

此外我也拒絕為非肥胖患者進行治療，我所開發的NOR式減肥法是一種治療，並非為了瘦身，有好身材而做的減肥法。但民間業者卻不論是否肥胖，只要有人要求便收取高額費用指導她減肥。

有不少人因實行自我減肥法或民間業者減肥法等錯誤方法，結果因幾乎無法減肥或回胖而來看診，其中也有人發生如下悲劇。

■肚皮形成圍兜狀一般

初見這位女性我以為她是三十幾歲。她的臉上、脖子上都有很深的皺紋，臉色差、表情暗淡。一問她的年齡竟只有二十八歲。

她是身高一六〇公分、體重六十五公斤的肥胖症患者。為了確定有無合併症，在替她量血壓、驗血、驗尿之後，便問她過去有無試過其他減肥法。想不到這時她竟然哭出來。

她一面哭一面用手按住肚子說：「醫生，我不再奢望瘦了，只要治好這個毛病。」接著她掀起上衣，露出腹部。她的肚皮竟幾乎藏住內褲的一半。

她從高中畢業後開始發胖，最胖時體重將近一〇〇公斤。眼見朋友一個一個結婚，心想這樣的體態交不上男友，一時興起便下決心減肥。她的悲劇便是因完全以自我方式減肥，且實施過於嚴苛的飲食療法造成的。

她的減肥菜單是早上喝一杯咖啡配上一片吐司，中午吃蔬菜沙拉，晚上只吃雞肉，持續忍受飢餓感，也不管頭暈目眩、心悸、無力感的情況。在她變瘦的同時，臉及脖子也出現皺紋、胸部下垂、肚子鬆弛，但她仍相信只要持續減肥肚皮便會復原，便繼續實行節食。

像她這種做法，沒生病真是不可思議。她下垂的圍兜狀肚皮除了切除外別無他法。其實沒有攝取必要的蛋白質所做的減肥，雖然體脂肪減少了，皮膚卻收縮不了。她也是因所攝取的蛋白質太少，因此雖瘦下來皺紋卻加深，使下垂的肚皮像一件圍兜一般。

在第四章我們會詳細敍述，但要健康又漂亮的減肥，一方面要抑制卡路里的攝取，一方面要攝取蛋白質、維他命、礦物質。如此一來，在脂肪減少的同時皮膚也不會鬆弛、下垂、形成皺紋。大部份的人都無法忍耐飢餓而遭遇挫折，雖可因此避免出現圍兜狀的肚皮，但減肥成功後，卻會發生像此女這樣的悲劇。

■過度節食造成貧血

有位女性打電話來問說：「我以自我方式減肥，瘦了八公斤，卻產生嚴重貧血。但我還想瘦七公斤，應如何做呢？」

檢查結果，她是位二十四歲的上班族，身高一五八公分、體重七五公斤、血液檢查出現紅血球、血紅素異常（表示貧血）的情形。她是因過度節食而呈現營養失調現象，造成貧血。

這位女性因被要求在朋友結婚宴上代表朋友祝辭，因而引發減肥動機。希望在距婚禮還有三個月的時間內減下十五公斤，穿起漂亮洋裝向大家炫耀一下。

三個月要減掉十五公斤，以她的肥胖度來說未免過於牽強，但她下賭注用了「減肥茶」。早晨喝一杯減肥茶，中午和同事吃義大利麵（儘量不吃完），晚上喝二杯減肥茶加一碗稀飯，其餘時間只吃維他命劑，如此持續進行節食。

這樣做雖很快便瘦下來，但自從開始節食的第二週起，稍微一動，心臟便噗通噗通的跳，氣喘不過來，頭暈目眩，一站起來便頭暈，眼前一片黑暗……等種種症狀開始出現。

有一天早上，在起床的瞬間引起激烈的目眩，倒了下去。當天她未上班，到醫院檢查被診斷為貧血症。

過度節食所引起的貧血，屬於低血色素性，亦即缺鐵性貧血。血液可以運送營養及氧到全身，而運送氧的是紅血球的血紅素，鐵便是製造血紅素的原料。換句話說，鐵不足時血紅素便無法運送充足的氧至全身，各組織便陷入缺氧狀態，這便是貧血。

貧血時，心臟為送出各組織所需要的氧，搏動便會加快且加強。結果稍微一動便心跳加快，喘不過氣來。此外腦部缺氧便會目眩而站不穩。

於是她停止節食，開始治療貧血，但結婚典禮又迫在眉睫，因此便來拜訪我。

■靠瀉劑減肥而得了憂鬱症

有個病例相當令人驚訝，一個有知識的男性竟以這種方式減肥。

他到我這裏來時是四十歲。身高一六五公分、體重七三公斤。開始減肥的動機是因上司突然心肌梗塞而死。聽說在公司的健康檢查中，他被指出和上司患有相同病症（血中膽固醇、中性脂肪偏高、尿酸、血糖值異常，脂肪肝）。

因上司之死而受衝擊的他，聽說減肥便可使血中膽固醇或中性脂肪減低，血糖值下降，於是便開始節食。但飲食減少使活力減低，且應酬多，想戒酒也很難，在煩惱過一陣子後心想：「只要吃了不被吸收不就行了嗎？」於是開始使用瀉藥。當然因為持續下痢，雖為免造成脫水狀態而補充水分，還是很快便瘦下來。

因為瘦得太快，已到了同事為他擔心「是否生病」的程度。減了約十五公斤左右才開始停止使用瀉劑，但因嚴重疲勞、晚上失眠而睡眠不足，食慾不振，沒有力氣做任何事。

但他仍有對心肌梗塞的恐懼感，因此來找我商量是否可以再減。

我斟酌他的經過及症狀，把他介紹給心理內科。結果他果然是得了憂鬱症，可見短時間內極端的減肥會得憂鬱症。憂鬱症是一種可使病人原有的意願降低，最後多會走向自殺的「心病」。

■實施吸脂術，使肚子成為洗衣板

因為懷孕而變胖的例子很多，N小姐（三十歲）便是一例。她到我這裡來的時候，身高一五五公分、體重六五公斤，肩膀圓滾滾的，有雙下巴，從洋裝外明顯可看出胸部、腰部堆滿了脂肪。

「醫生，肚子是凹下去了沒錯，但是……。」她下決心似的露出了她的肚子。結果肚子表面像洗衣板一樣凹凸不平波浪疊起。由於她的腹部已變成三層，以鹽或電動振動器減肥都無效，因而到美容外科接受吸脂手術，才變成如此。

N小姐在二十五歲時生第一胎，二十八歲時生第二胎。結婚時較接近標準體重，每次生產便發胖，生產後體重也未減輕，不停發胖。

因懷孕而膨脹的子宮內有胎兒、羊水、胎盤，胎兒經過胎盤、血管由母體獲得營養而成長，因此懷孕時所增加的體重，除了胎兒、羊水、胎盤的重量外，還加上積存的脂肪。

懷孕中類固醇賀爾蒙、胰島素的分泌增加，這些賀爾蒙增加，便容易在脂肪組織中積存成為脂肪。此外為了養育胎兒，食慾會增加，過剩的熱量便積存成為脂肪，因此而發胖。一般認為懷孕中食慾增加是因腦視丘下部的飢餓中樞活動活性化所致。

懷孕開始至生產為止，體重平均約增加七～十公斤。生產後雖不再需要如此多營養，但受賀爾蒙影響或飢餓中樞升高的惰性，很多人仍舊吃得過多。如果未在生產後回復到懷孕前的漂亮體型，在下一次生產時又會增加八～十公斤，第三次生產時再增加三十公斤左右是常見的案例。

N小姐在第二次生產時胖了十五～十八公斤，肚子因積存脂肪而膨脹起來，被丈夫譏笑「肚子好像還有一個小孩」，受此衝擊而使她接受脂肪吸引術，結果肚子變得像洗衣板一樣凹凸不平，N小姐因選擇錯誤的減肥法而後悔。

第三章 肥胖爲何恐怖

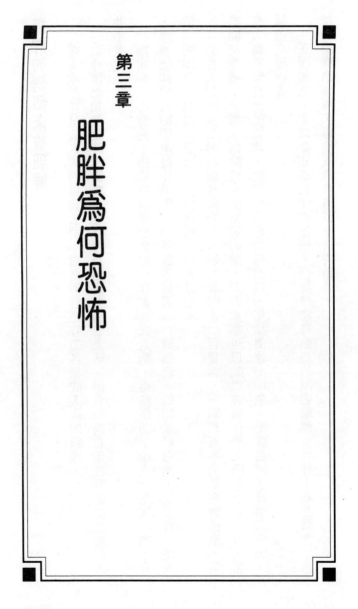

肥胖的病態未被理解

有人說肥胖是成人病的百貨公司，這是形容肥胖為各種成人病的病因。

現今誰都知道肥胖不健康、肥胖容易招致各種成人病，但我認為真正理解肥胖恐怖的人並不多。

糖尿病、心臟病、癌症等可說和肥胖一樣都是成人病，這些疾病早給人「恐怖」的印象，那麼肥胖給人的印象是什麼呢？「外表不好看」「難為情」的印象較強烈，很難有「成人病」的印象。認為「肥胖是恐怖疾病」的人很少。

若有人問百貨公司內賣些什麼？一般都會回答「百貨」，一點都答不出是在賣什麼，但若問蔬菜攤、魚攤、西點屋、服飾店的話，則大家都可以知道在賣什麼。肥胖也是一樣，當有人問肥胖有何恐怖時，被問的人總是無法以一句話傳達出印象。肥胖包辦了好幾個病因，錯綜交織而成。

正因如此，才需要知道肥胖的恐怖，否則無法有強烈的減肥動機。「好！我要減肥」這樣的動機愈強烈，愈能成為貫徹減肥法的動機。

開始減肥前應好好了解肥胖的病態。

糖尿病發病率為四～二十一倍

肥胖者易患有糖尿病這是衆所皆知的，數據資料因報告而異，但糖尿病發病率和正常體重的人比起來，中度肥胖者為四倍，高度肥胖者為二十一倍。

我曾調查接受精密體檢的受診者（四十～六十九歲男性），發現糖尿病的頻率肥胖者約為十八％，標準體重者約為九％。此外，調查現任相撲選手（十五～三十一歲），報告也顯示肥胖愈高者，得糖尿病的人也愈多。

從這個數據資料可得知肥胖者比正常體重者得糖尿病的危險率高出好幾倍，愈肥胖，危險率也愈高。

糖尿病大致可區分為胰島素依存型糖尿病，及胰島素非依存型糖尿病。胰島素是在胰臟中製造、分泌的賀爾蒙，有種種功能，其功能之一便是使糖代謝，亦即使糖的利用代謝更容易。胰島素不足或功能不好便成為糖尿病，飲食中得到的糖代謝不良，便會使血液中糖（血糖）增加更容易。

胰島素依存型糖尿病是胰臟產生細胞遭破壞，使胰島素絕對性不足而引起的。胰島素非依存型糖尿病則是因胰島素相對性不足而引起的。因肥胖而造成血糖值持續偏高，會阻礙神經或血管，而產生種種併發症，下面我們來看看主要症狀。

■糖尿病性網膜症　位於眼睛網膜上的血管受侵害而引起小出血，進而引起視網膜剝離，造成失明，目前失明原因位第一位的便是糖尿病性網膜症。越肥胖的人愈容易罹患網膜症，惡化也愈快。此外這種網膜症一旦視細胞受傷害便難以恢復，只能停止治療。

■糖尿病性腎炎　位於腎臟製造尿液的血管受傷害，造成腎機能低下，持續惡化將演變成尿毒症，必須洗腎。這種糖尿病性腎炎佔洗腎病因第二位（第一位為慢性腎小球炎）。一旦陷入嚴重的腎不全時，一輩子都必須洗腎，洗腎者若未持續一週三次，一次四小時的洗腎，便很難維持生命。

■神經障礙　下肢神經受阻礙，使知覺遲鈍。例如，被暖腳壺等東西燙到也沒發覺，使得下肢因嚴重燙傷而壞死。此外膀胱的神經受侵害積存了尿液也不自知，或陰部神經受損成為性無能。

要預防這種合併症，保持血糖值在正常範圍內比什麼都重要，因為血糖會因飲食而升高，因此所攝取的能量必須限制在最小的量，這個量依個人體格或運動量（日常生活或工作的運動程度）而異，一般設定為每天一六〇〇～一八〇〇卡。

肥胖者當然必須減肥，為了減肥就必須限制所攝取的熱量。不過，使用降血糖藥物的患者，因為要計算攝取熱量、運動量後再決定用藥量，所以節食時必須調整藥量。若用藥量不變而節食，恐怕會因血糖降得太低而昏倒。

此外，雖沒有得糖尿病，但糖的代謝不佳、耐糖力異常的肥胖者機率相當高，可說是糖尿病的預備軍。

實行減肥改善肥胖後，大部分胰島素非依存型糖尿病患者血糖値會下降，也有人回復到正值，耐糖能異常也改善將近一〇〇％。

心肌梗塞的發病率為二倍以上

血液中脂肪質異常增多的狀態稱為高脂血症。血液中脂肪內的膽固醇、中性脂肪是動脈硬化的危險因子，相當重要。我們知道肥胖者高脂血症的頻率是相當高的。

血液中膽固醇和蛋白質結合成為脂蛋白。以遠心分離器將這個脂蛋白分離後，依比重不同可分為超低比重脂蛋白（VLDL）、低比重脂蛋白（LDL），高比重脂蛋白（HDL）。因為VLDL量較少，一般提到膽固醇，指的都是LDL和HDL。

因為LDL易沈澱於動脈內壁，促進動脈硬化，故稱為惡性膽固醇。另外，HDL能除去沈澱於動脈內壁的LDL，可防止動脈硬化，故稱為良性膽固醇。可以說只要LDL少，HDL多便可防止動脈硬化。

膽固醇也扮演著強化、維持血管的重要角色，為副腎皮質、性賀爾蒙。膽汁酸的構成原料，亦即在某個程度上而言是必須的，但多了便會造成問題。

隨著肥胖度增加，血清的總膽固醇（血液中所有的膽固醇）也會增加，相對的血清中性脂肪也會增加、HDL會降低，這是已被確定的事實。肥胖者和正常體重者相比較，總膽固醇平均值男性為三一mg／dl、女性為四六 mg／dl，較正常者高，而HDL男性為十四 mg／dl、女性為二五mg／dl較正常者為低。

總膽固醇的正常值為一二〇～二二〇mg／dl、HDL男性為四〇～七〇mg／dl、女性為四五～七五mg／dl。

你的動脈指數是多少可由下頁的算式算出。當然指數高的話，就必須要考慮可能已經引

$$\frac{\text{總膽固醇}-\text{HDL}}{\text{HDL}}=\text{動脈硬化指數}$$

A小姐（身高155cm、體重62kg）時：

$$\frac{236-32}{32}=6.375$$

B小姐（身高155cm、體重49kg）時：

$$\frac{190-57}{57}=2.333$$

起動脈硬化了。

現在我們來談談動脈硬化有多可怕。動脈硬化大致可分為三類型，最恐怖的是動脈粥樣硬化型。

假定因某種原因使動脈內的平衡內膜受了小傷，原因包括高血壓使血流變強，或香煙內所含尼古丁、過氧化脂質等使血管內壁受障礙。這時血液中的膽固醇或血小板（使血液凝固的成分）會附著於傷口上，依次積存。

這稱之為動脈粥樣化。動脈粥樣化會慢慢擴大，造成動脈內腔相對窄化，產生血栓（血液的殘渣硬塊），也會阻塞血管。

這種動脈粥樣硬化若發生在心臟冠狀動脈，會升高引起狹心症，心肌梗塞等虛血性心臟疾病的危險性。狹心症是指冠狀動脈內腔狹小，使心臟搏動的肌肉，流往心肌的血流暫時不足，稱為狹心症。冠狀動脈的某分枝被血栓所阻塞，留向心肌的血流斷絕，稱為心肌梗塞。

血流停止的部分會造成心肌壞死，假如壞死範圍廣，在激動或受衝擊時會造成心脈不整，甚至有時會發生心破裂而失去生命。即使在醫療進步的現在，心肌梗塞的治療也非常困難。例如到高爾夫球場打球時，因心肌梗塞發作而猝死的人很多，是一件遺憾的事。

此外，若動脈粥樣硬化是發生在腦血管時，會因腦動脈阻塞而引起腦中風，腦中風也是一種可怕的疾病，不僅造成死亡，即使救活，也會殘留（產生）手腳痲痺，產生語言障礙的後遺症。

成為心肌梗塞或腦中風原因的動脈硬化是暗中進行的，促進進行的原因除了高脂血症外，還有高血壓、糖尿病、抽煙等；高血壓、糖尿病也是肥胖所容易併發的疾病。若說肥胖會帶來動脈硬化也不為過。

肥胖者包含腦中風的冠狀動脈疾病發病率，會隨肥胖度而升高。根據某項調查，肥胖度為＋一〇％以下者，機率為一七•二八％，但肥胖度為＋三〇％以上者，則加倍為三十五％。此外男性肥胖度每增加一〇％，冠狀動脈疾病的發病率則增加三〇％，反過來說，減少一

○%時，機率會減少二○%。

可見減肥可以改善高脂血症、高血壓，也可以預防冠狀動脈疾病。

脂肪肝→肝硬化的危險性

前面提過，肥胖容易合併高脂血症，肝也容易積存脂肪。肝臟可說是人體化學工廠，把體內吸收的物質改為容易利用的物質，排除有害物質。其實中性脂肪也是在肝臟中製造，再排出到血液中，當中性脂肪在肝臟內增加過多，超出一○%時便會形成脂肪肝。

脂肪肝是肝臟疾病中常見的疾病，包括因飲酒過量而引起的酒精性脂肪肝，另一是營養過剩而肥胖的人所易罹患的過營養性脂肪肝。酒精的卡路里也很高，而飲酒相對的也常成飲食過量，因此而形成大腹便便的腹腔內脂肪型肥胖症者爲數不少。因酒精及營養過剩而形成的脂肪肝，正可怕的慢慢進行中。

得了脂肪肝會使肝臟腫大，但只不過是容易疲勞，或上腹部有重量感之苦而已，若未更嚴重，很難自覺症狀加以發現，大部份都是在健康診斷中被指出肝功能異常，進一步接受詳

酒精類成分含量

【每100g含量】

	食品名	清酒	啤酒	白酒	25度燒酒	威士忌	梅酒
能量	(Kcal)	110	39	75	141	231	139
蛋白質	(g)	0.5	0.4	0.2	0	0	0.1
脂質	(g)	0	0	0	0	0	0.2
碳水化合物	糖質(g)	5.0	3.1	2.0	0	0	17.6
	纖維(g)	0	0	0	0	0	0
無機質	Ca(mg)	4	2	9	0	0	1
	Fe(mg)	0	0	0.5	0	0	0.3
	Na(mg)	2	4	3	0	0	4
	K(mg)	4	35	75	0	0	30
維他命	A(IU)	0	0	0	0	0	0
	B_1(mg)	0	0	0	0	0	0
	B_2(mg)	0	0.03	0.01	0	0	0.01
酒精	(%)	16	4.5	12	25	40	13

四訂「食品成分表」科學技術資源調查編　1995

細檢查後才發現。

此外，大家知道糖尿病也易併發脂肪肝，糖尿病的治療效果低，肥胖未改善的人多易罹患脂肪肝，可以說糖尿病和肝臟病互相影響，持續惡化。

雖然這種病例不多，但有時脂肪肝是會演變成肝硬化的，肝硬化是肝臟疾病的「終點站」，是一種持續惡化便會危害生命的可怕疾病。

若肝硬化使肝功能非常不佳，便會引起肝功能不全，成為昏睡狀態，因而喪失生命的人不少，有時流入肝臟的血液（門脈血）會因肝硬化而無法流入，反而流向周圍的靜脈，產生食道靜脈瘤，因靜脈瘤破裂產生大出血而死亡的人不少。

要改善脂肪肝非減肥不可。

痛風也肇因於飲食過量

痛風發作時可說是「風吹也痛」，非常激烈，一般症狀是腳拇趾的趾根紅腫，有強烈痛感。

痛風開始於血液中尿酸增加的高尿酸血症。所謂的尿酸是指核酸（細胞核）代謝所產生像燃燼的灰沫般的東西，其中七五%經腎臟過濾，排於尿液中。但若尿酸製造過多或排泄不良，便會增加於血液中。

尿酸不易溶於血液，而在血液中以尿酸鹽的形式存在。血液中尿酸溶解的濃度限度為七mg／dl，若增加超過這個值，尿酸鹽便形成結晶，積存於腳拇趾或足關節，引發痛風。

高尿酸血症和痛風的發作與飲食過量及飲食內容變化有深切關係。肥胖者因飲食過量，且代謝機能低下，攝取過多含尿酸（嘌呤體）食品，使尿酸在體內製造過多，更使尿酸排泄不良。

雖然血液中尿酸增加，只要在痛風發作之前還是沒有症狀的，但其實高尿酸血症也是動脈硬化的危險因子之一；在健康診斷書指出尿酸值過高的階段便改善肥胖是最好的。如此一來為了防止痛風發作，使其不要出現症狀，便會開始認真考慮減肥。

很多人有過痛風發作的經驗，便不想再次體會那種痛苦，因而正式減肥；但也有不少人在痛風發作過後便出現「好了傷疤忘了痛」的心態，而放棄減肥。

痛風不只是發作痛苦而已，當一種名為痛風腎的尿酸鹽結晶沈澱於腎臟時，也會引起腎炎。這正是使腎臟機能低下，並惡化成腎不全的可怕疾病。

高血壓的頻率為二～三倍

據WHO（世界保健機構）的標準，最高血壓為一六〇㎜Hg、最低壓為九五㎜Hg以上，稱之為高血壓。正常血壓為最高壓一三九㎜Hg、最低壓八九㎜Hg以下；在高血壓與正常血壓之間的稱為境界域高血壓。

我們知道高血壓的發病頻率是隨著肥胖度升高。依據某一項調查，五十歲左右的肥胖者發生高血壓的機率為非肥胖者的二～三倍。此外也有報告指出，肥胖者即使現在血壓正常，將來發生高血壓的機率很高。

高血壓的發生原因很多，但多半為特發性高血壓類型。是因對血液運送至組織的微細動脈血流抵抗強，所以血壓便升高。肥胖者因脂肪組織多，血量相對增加，心臟相對送出大量血液，這也是使血壓上升的重要因素。此外，肥胖者交感神經功能強，血管容易收縮，血管收縮的話，對血流的抵抗便強，這也是高血壓的要因。

前面說過，高血壓是動脈硬化的危險因子，相當重要，因為它除了腦中風、心肌梗塞外，也是招致腦溢血，腎不全，大動脈瘤的重大疾病。

腦出血是腦血管受高血壓影響而變得脆弱，一旦血壓劇烈上升便衝破腦內，造成出血，有不少人因此而死亡，即使換回一命也會因半身痲痺的後遺症所苦。大動脈瘤則是大動脈長瘤，一旦破裂時死亡率極高，是一種可怕的疾病。

肥胖者得高血壓時，若將體重恢復到適當體重，有六十～八十%會回到正常化。

易發生乳癌、子宮癌

美國癌症協會醫學調查結果，女性比標準體重重四十%時，子宮癌的死亡率是標準體重者的五·四倍。

子宮的癌症可分為長在子宮頸部位的子宮頸癌，及長在子宮深處的子宮癌。在歐美患子宮癌者較多，在日本則是患子宮頸癌較多。但近年來日本女性罹患子宮癌機率增加，原因可能是飲食生活習慣歐美化，導致肥胖者增加之故。

子宮癌的發生和飲食關係密切，和脂肪、膽固醇亦密切相關。前面也曾指出，肥胖者飲食過量，容易造成脂肪或膽固醇過剩。

此外，罹患乳癌機率也會增加。在女性的癌症中，乳癌已超過子宮癌，排名第二位，直逼排名第一的胃癌。可確定不久的將來會和歐美一般，由乳癌躍昇排名第一的癌症。

乳癌為賀爾蒙依賴型腫瘤，生產經驗少，生產次數少，授乳期短，或初經早，停經遲的人較易罹患。

也許有人認為停經後便不會再發生乳癌，其實不然。即使停經，肥胖者仍易罹患，因為分泌自副腎皮脂的雄激素男性賀爾蒙，逐漸堆積的脂肪組織中轉變為雄激素所致。

乳癌的發生也和飲食有關，攝取較多的動物性蛋白質或脂肪，會造成肥胖，促進賀爾蒙生長，形成易致發癌細胞的體內環境。

所以為了防止子宮癌、乳癌的發生，改變飲食習慣，減肥改善肥胖是很重要的。

伴隨著乳癌機率的增加，大腸癌的機率也會增加，這是不分男女的。

大腸癌容易發生於肥胖者、熱量攝取較多者、運動量少的人。尤其是攝取動物性脂肪過多，食物纖維不足，可能會在大腸內製造大量致癌物，使大腸黏膜細胞癌化。

為了避免大腸癌，首先應改善肥胖，維持適當體重，培養正確的飲食生活是很重要的。

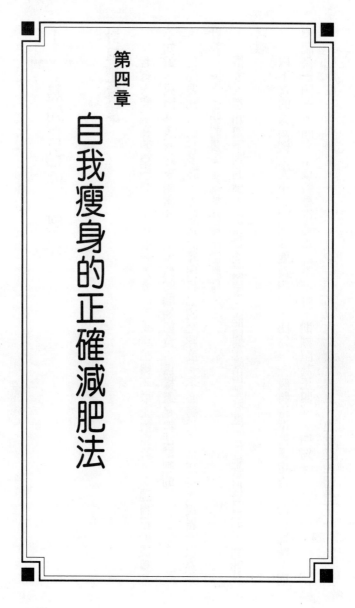

第四章
自我瘦身的正確減肥法

1 熟知自己的「肥胖」

計算肥胖度

若有人問現在體重幾公斤，可能有人會回答：「怕得不敢上體重計。」連自己的體重都不知道，只因外表看起來相當胖，便漠然的開始節食，這樣還是無法減肥的。

首先要知自己有多胖，也就是計算出自己的肥胖度。不必將這工作想得太複雜，以為未計算「皮下脂肪的量」，就無法測出肥胖度。

很多人都知道下列的 Bloker 式標準體重，能簡單算出肥胖度，仔細掌握自己的「肥胖」狀態。

以下頁的表為例，A小姐的肥胖度為四一•四%，一般將標準體重定為一〇〇%時，則標記為一四一•四%；或將標準體重計為零時，則標記為正四一•四%。

肥胖度在標準體重＋－（正、負）一〇%以內為適當體重，也就是說超過正一〇%以上

$$\text{標準體重（Kg）}=（\text{身高}-100）\times 0.9$$

$$\text{肥胖度（\%）}=\frac{\text{現在體重}-\text{標準體重}}{\text{標準體重}}\times 100$$

例）A小姐（身高155cm、體重70kg）的情況

$$\text{標準體重}=（155-100）\times 0.9=49.5\text{kg}$$

$$\text{肥胖度}=\frac{70-49.5}{49.5}\times 100=41.4\%$$

太胖、超過負一〇％以下太瘦。

當肥胖度達到正二〇％以上，則稱為「肥胖症」。所謂的「症」即表示疾病的意思；即使肥胖度在二〇％以下，若發現罹患因導致的併發病時也稱為肥胖症。但一般而言肥胖的併發症會隨肥胖度升高而增加其頻率。

肥胖度在正二〇％以上的人，罹患肥胖併發症的人，以及現在看不出肥胖，但將來很可能罹患併發症的人，這些人都須減肥。

尤其是青春期女性，容易和朋友比較，認為自己太胖而想減肥。但計算出肥胖度卻發現自己是屬於適當體重範圍內，為了看自己是否是真的肥胖，或判定是屬於何種肥胖，務必要計算出肥胖度。

開始減肥首先必須決定減少幾公斤體重為目標，首先要計算出肥胖度，再朝向標準體重為目標進行減肥，這才是正確的做法，不要逃避自己的肥胖，應正確掌握並加以克服。

探究肥胖的原因

肥胖的原因大多是單純性肥胖，亦即因飲食過量或錯誤飲食習慣而肥胖。但也有可能是因某種疾病而產生症候性肥胖，雖然機率很低，但仍必須加以鑑別。

症狀性肥胖包括了①因內分泌疾病所引起，②中樞性疾病所引起，③遺傳性因素，④藥劑性因素。

①的情況包括副腎皮脂賀爾蒙分泌過多引起的克興氏症候羣，因甲狀腺賀爾蒙分泌不足，造成新陳代謝不良的甲狀腺機能低下症。

②的情況是飢餓、飽脹中樞所在的視丘下部發生腫瘤或異常、頭部外傷造成的後遺症，或因腦血管障礙產生食慾亢進所致。

③的遺傳性肥胖所導致的疾病為Pluder Willie症候群等種種病因，但皆是少見。

④的藥劑性肥胖可知是由趨向精神藥、副腎皮質賀爾蒙所引起。

不過，若是症候性肥胖時，肥胖為症狀之一，專業醫生會依其他特殊症狀，或檢查所發現來加以診斷。當然，與其減肥，更應該以疾病的治療為先決要求。

單純性的肥胖原因可說是飲食過量，但其內容各不相同，我們這些專業醫生們在為病患診斷時，會詳細詢問飲食習慣或生活型態，探究飲食過量的主要原因。若要自己減肥時也要自我核對飲食習慣或生活型態，了解「肥胖的原因」是必須的。

應核對的項目如下：

(1)雖一天吃三餐，但每一餐的量很多。
(2)雖一天吃二餐，但每一餐都吃很多（大吃特吃，堆在一起吃）。
(3)一天吃三餐，但吃飯的時間不定。
(4)有吃宵夜的習慣。
(5)吃零食（點心、下酒菜）。
(6)試吃菜量多，或認為吃不完可惜，連家人的份一起吃。
(7)吃太多肉類（含脂肪）。
(8)嗜吃甜食（蛋糕、茶點）。

(9)午餐大多在外面吃排骨便當、鰻魚飯。
(10)吃完晚餐後不久就睡覺。
(11)吃得快，未細嚼慢嚥。
(12)躺著看電視、邊吃零食（邊看邊吃）。
(13)經常喝酒。
(14)喝酒後肚子餓，因而吃更多。
(15)看到美食立即伸出手。
(16)常喝可樂、果汁。
(17)常在外面吃（包含速食）。
(18)生氣便想吃東西。
(19)沒吃東西心情便不安定。
(20)全家人都很會吃，也很胖。

凡是肥胖者應該都有好幾項符合。要使減肥成功，三餐的量應該減少，符合上列的項目也應矯正。

飲食過量是因生活方式紊亂所致，除非改善生活方式，矯正飲食過量的行為，否則便無法改善肥胖。

認識自己的肥胖類型

肥胖有好幾種類型，其中也有容易產生併發症的類型，認識自己的肥胖是很重要的。

■依肥胖度分類

肥胖度正二〇～二九％為輕度肥胖，正三〇～四九％為中度肥胖，正五〇％以上為高度肥胖。在高度肥胖中超過標準體重的二倍（肥胖度正一〇〇％）以上，或超過四五公斤以上者為重度肥胖。

輕度肥胖者穿著衣服看不出來，但裸身後便看得出多餘的脂肪。中度肥胖者即使穿著衣服也可以看得出「胖」。高度肥胖者只要看一眼便可知道已「太胖」，想動動身體也難。

併發症發生的頻率，高度肥胖者高於中度肥胖者，但其中輕度肥胖也會發生種種併發症，不可掉以輕心。

■蘋果型與洋梨型

脂肪積存於上半身的典型即為蘋果型，積存於下半身即為洋梨型，這是依外表分類。

這二種類型是由腹圍與腰圍的比率（W／H比）加以區分。以日本人來說，男性一・〇以上，女性〇・九以上稱為上半身肥胖型，也就是蘋果型。上半身肥胖者大多可推定為如下述的內臟脂肪型肥胖。

■皮下脂肪型或內臟脂肪型

像相撲選手那樣的大肚子，不一定是因皮下脂肪而胖。拍攝身體剖面斷層掃描影片來看，可發現肚子中（腹腔內）的脂肪可分為下列幾型。

一是皮下脂肪多，內臟脂肪少的類型。二是皮下脂肪少，內臟脂肪多的類型。三是兩者皆很多的類型。其中內臟脂肪多的類型容易有併發症，尤其是糖尿病、高脂血症、高血壓。

要分辨是屬於內臟脂肪型或皮下脂肪型，只要做斷層掃描便可一目瞭然。下一頁的腹部剖面X光掃描，上圖腹腔內的脂肪多，是屬於內臟脂肪型。下圖皮下的脂肪較腹腔多，屬皮下脂肪型。蘋果型的上半身肥胖型大多是屬於內臟脂肪型。肥胖者自己很難判斷是屬於何種型肥胖。其中也有人腹圍大，但一把抓起卻發現皮下脂肪不多，可區分為內臟脂肪型。即使是同程度的肥胖，但肚子脂肪抓不到的人更應注意。

腹部剖面X光掃描圖

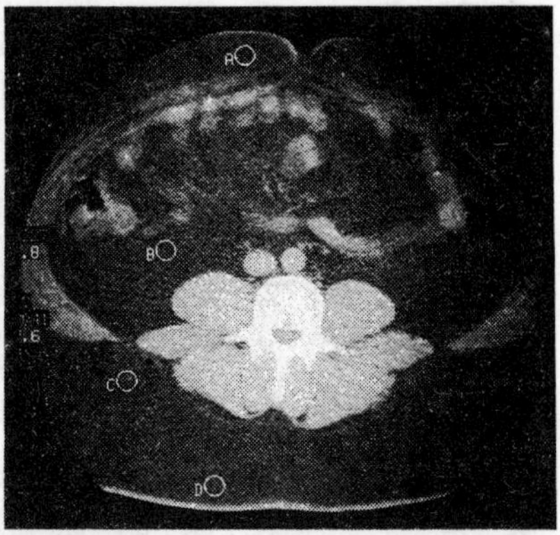

內臟脂肪型肥胖　24歲男性、169cm、118kg

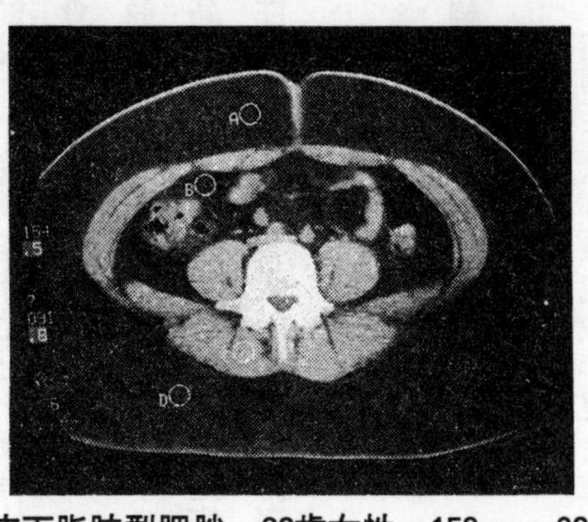

皮下脂肪型肥胖　23歲女性、158cm、93kg

確認有無併發症

前面說過肥胖易引發種種併發症。肥胖者大多會說：「我只是胖而已，沒有什麼症狀，很健康的……」但肥胖的併發症大多無症狀，不檢查是無法得知的。

雖然在第三章已提過，但還是將肥胖的主要併發症敍述如下：

■代謝障礙……耐糖能異常（包括糖尿病）、高脂血症、高尿酸血症（包括痛風）。

■循環系統障礙……高血壓、動脈硬化、虛血性心疾病、心肥大、腦血管障礙。

■肝臟、膽囊、胰臟疾病……脂肪肝、膽結石、胰臟炎。

■賀爾蒙異常……月經異常、無月經、不孕症。

■骨、關節疾病……腰痛、膝痛（包含變形性關節）。

■呼吸系統疾病……睡眠時無呼吸症候群。

產生這些併發症，必須加以治療。自行減肥時，即使症狀輕微也並非沒有危險。

所以開始減肥前應到醫院告訴醫生：「我想自行減肥，請檢查有無併發症。」接受檢查。當然做一項精密檢查也是可以。

檢查肥胖的併發症主要項目如下：

■身高、體重檢查。

■量血壓。

■一般血液檢查（紅血球數、白血球數、血小板數、血紅素）。

■血液生化檢查（GOT、GPT、γ—GTP、膽鹼脂酶、血清總蛋白、血糖、糖血紅素、總膽固醇、HDL膽固醇、中性脂肪、尿酸、電解質）。

■尿液檢查（尿糖、尿蛋白、潛血、尿沈渣）。

■圖像診斷（胸部X光檢查、腹部超音波檢查、心電圖、腹部掃描）。

可以自行減肥的人、不可自行減肥的人

檢查結果無併發症的人便可立刻開始減肥，但有併發症的人最好在專業醫生指導下減肥。若血壓不是太高、膽固醇、中性脂肪也不是那麼多，雖然血糖高但並非糖尿病、尿酸值也不怎麼高者，也可以自行減肥，但仍必須注意其併發症。

例如，高血壓者要限制鹽分，高膽固醇血症的人要限制含有膽固醇的食品，中性脂肪多

者要減少碳水化合物的攝取、高尿酸血症者要限制含有嘌呤體的食品。什麼東西可吃、什麼東西不可吃，還是須專家指導。

雖然已離題，但患者常埋怨醫生只限制他們吃，而不教他們吃什麼。飲食的指導雖是由營養師擔任，但若醫生和營養師聯繫不佳，營養師也會喪失幹勁，擬出呆板的菜單。

我並不限制這、限制那，反而積極指導該吃什麼。雖然減肥時飲食限制是不可缺的，但只單方面限制將造成患者困擾。

下面將可以自行減肥者，以及接受專門醫師減肥較好的人做個整理，以供參考：

■可自行減肥者

肥胖度在正一〇%以上，不到中等肥胖程度者。無肥胖併發症，如有也是輕微者。無其他疾病或症狀者。不再接受某種治療者。

■接受專業醫師指導較好者。

肥胖度在正二〇%以上，有併發症者。高度肥胖者。從小就肥胖者；有其他疾病或症狀者。接受肥胖併發症或其他疾病治療者。自己無法減肥者（完全忍不住減少食量者）。

此外，由專業醫生指導的減肥法是以節食療法（低卡路里食品）及行動修正療法為中心，但如第一章所述仍是有個界限。其實無法自行減肥，或不要自行減肥的人，應試試NOR式減肥法，但現在引進NOR式減肥法的專業醫師，除了我之外全國沒有幾個。（參照封底）

依我看，可以自行減肥的人，應儘量自行減肥才好。

2 自我瘦身！成功的實際減肥法

三項原則

你可能已發現為何去所做的節食無法減肥，以及為何會回胖。

經過幾次的失敗後，便會產生不想再節食的心情，但減肥除了節食，也就是限制能量的攝取量外別無他法。不要被不科學、非醫學的減肥熱潮所迷惑，只要以正確的方法節食，矯正錯誤的飲食習慣，你便可毫無差錯的變苗條。

現在所要敍述的減肥法有如下三原則，雖無新意，但只要有意願的話誰都可以做到，並不需要任何特別的事物。

(1)要有強烈動機

為何想要減肥呢?也就是要有明確的減肥動機，動機強烈便可忍耐飢餓感，這是很重要的。

(2)食量減為二分之一

將現在的飲食量減半。這並不是將一天減為二餐或一餐半，而是三餐照吃，但每次分量減半。

(3)製作減肥日記

日記是檢查自己錯誤飲食習慣，並加以矯正所需的東西，遵守這一點便可以確實減肥。

接著將每一項原則一一詳加說明於後。

要有強烈動機

下決心減肥的動機各人不同。例如，年輕女性多半是以希望能穿得下曲條的牛仔褲、漂亮的洋裝為動機。

也有人認為要維持健康必須改善肥胖。無論有何動機，減肥的心態是很重要的。但自我減肥時，若動機較薄弱常會在途中受挫。

動機強弱是個人心態問題，第三者很難猜出個中答案。也有人只因為想穿下苗條牛仔褲的心情，便能成為貫徹減肥的原動力。但實際上穿不下苗條的牛仔褲、或穿不下洋裝，在生活上並不會造成阻礙。當減肥減得很難受時，牛仔褲或洋裝都變得無關緊要，常會使動機消滅。

那麼，何謂強烈的動機呢？還是自己的健康才是。為此首先要認識肥胖，並了解其害處。不要只是模糊認為「肥胖是成人病」，應確實在腦中清楚理解自己的肥胖是何種程度，體內有怎樣的阻礙在進行著，放著肥胖不管將導致何種疾病。

其實第三章的用意便是如此。愈了解肥胖的病態便愈覺得恐怖。當然，我如此寫並非有威脅之意，這全是專家累積長年研究才發現的「嚴重事實」。

不了解肥胖在外表上缺點的人請再一次看第三章。接著回想一下，在你周圍得了成人病的人，他們是什麼情況。因糖尿病惡化而目盲者、洗腎者，因膽固醇高而引發狹心症或心肌梗塞者，痛風不斷發作者，膝痛、腰痛而不艮於行者，因高血壓引發腦中風而病倒，或因其後遺症而手腳不聽指揮者……他們應是痛不欲生才是。此外也有很多人因這些成人病而喪失親人或朋友。

年輕時不把成人病當一回事，放著肥胖不管，不久將自食惡果。若這樣還不能理解肥胖的嚴重性，還是不要減肥的好，因為半途而廢的節食會導致回胖，是造成更易肥胖的原因。

肥胖本身即是病，既是病就要加以治療。只是，治療肥胖並沒有像頭痛有止痛藥，胃潰瘍有抗潰瘍藥那樣的「特效藥」，需要靠自己想治病的意願來進行節食，這是最基本的；後面所要說的NOR式減肥法是一種確實、安全，且比較容易輕鬆瘦身的方法，但患者本身仍需要有意願去實行，否則得不到效果。

減肥和戒煙相似，除非本人有戒煙的堅定意志，否則別人如何勸也戒不掉。此外，大家都知道很多人雖下決心戒煙，但煙癮一起便耐不住而半途而廢者也不少。

聽戒煙成功的人其經驗之談，很多人都是因「不想得肺癌」「不想得喉癌」……等動機而開始戒煙。也就是因強烈的動機而開始戒煙的人才能成功。

減肥也是一樣。因「不願變成心肌梗塞」「不願得腦中風」……等強烈動機而開始的人，才能貫徹到底（達到適當體重）。

食量改為二分之一

原則上減肥必須減少攝取熱量，否則無法減肥。那麼所攝取的熱量該減多少呢？想要正確計算出結果，過程相當複雜。首先必須計算出這個人每天所消耗的熱量，決定一個月要減幾公斤，再配合這些設定一天的攝取熱量。接著考量營養均衡選擇食品，一一計算出卡路里數、分量、烹煮食物。

除非是專業的營養師，一般人無法計算出食品的量及卡路里。但治療肥胖的專業醫師多半會要求患者如此做，結果患者多半無法做到自己計算，只好求助於專業營養師為他做份減肥食譜，減肥成功後不到醫院去，只按自己的菜單加以控制，結果攝取和以前一樣的熱量，又造成回胖。

對於這種人我便指導他「不需要複雜的計算卡路里，只要將現在所吃的量減少一半即可」，這就是NOR式減肥法所指導的飲食量，自行減肥時也如此做。

當然，將飲食量減為目前的二分之一是有理由的。日本人每天的攝取量平均一天是二一〇〇仟卡左右，肥胖者每天所攝取的量在二三〇〇仟卡以上，這個量的二分之一便是一一〇〇仟卡，這成為能量的重點。雖然將卡路里數壓抑制至一一〇〇仟卡以下減肥效果會很高，但單靠每天飲食所攝取的蛋白質、維他命、礦物質容易不足，不在醫師管理之下會有危險。

若每天攝取能量在一一〇〇仟卡以上，便可由飲食中攝取必需量的蛋白質、維他命、礦物質。但若將卡路數抑制在一六〇〇仟卡左右，依肥胖程度一個月可減二公斤，將會辜負患者期待。若抑制在一一〇〇仟卡或更低的能量攝取量時，一個月可減去四公斤左右。

話雖如此，要將飲食量改為目前的二分之一談何容易，當然會產生飢餓感。即使如後面所說的食物纖維多的食品、卡路里少的食品，可儘量造成飽脹感；但剛開始時還是會為飢餓感所苦，要克服飢餓感，在剛開始減肥時便要有強烈動機，如此便可得到減肥效果，亦即看得出體重的減少。

也有人認為「不，我三餐的飲食量都和家人一樣（家人並不胖），不多」，而自認為肥胖的原因是吃零食……。像這樣的人將飲食量改為現在的三分之二也行。當然零食不論是二分之一或三分之一都不行，必須完全停止。

接著將飲食療法的重點敍述如下：

重點1　每天務必吃早、午、晚三餐，每餐為目前份量的一半。千萬不可一天吃二餐或一餐。

重點2　早、午、晚用餐時間都要在規定時間，不可拉大間隔。

重點3　停止吃零食、宵夜。若晚上一定要吃些什麼才能入睡者，可吃涼粉（卡路里接近於零）。但這也只是一開始，應趁早養成不吃宵夜的習慣。

重點4　避免喝可樂、果汁類。需補充水分時可喝水或普洱茶、烏龍茶，但也須降為最小限度。

重點5　每天務必攝取六〇～七〇g蛋白質。

重點6　多攝取含有食物纖維、維他命、礦物質的食品。即便飯或菜也要減為二分之一，又若增加這些卡路里低的食品便易達到飽脹感。例如，在強烈飢餓感下煮菜，很容易隨手拿來吃而使食量增加，因此在用餐的三十分前可先吃蔬菜、涼粉、海藻等食物纖維食品。如此可防止偷吃，即使只吃二分之一的量也可滿足。

重點7　少鹽、口味應清淡。攝取大量的食鹽不僅會使血壓上升，會因此需要更多水分。

重點8　砂糖或料酒應儘量減少。例如，東西煮好後才加 Sugarcut 或 Sweetonlow 等人工甘味料，如此甜味相同，又可抑制卡路里。

重點9 儘量不使用食用油。無水鍋相當值得推廣，因為蔬菜會出汁，不用加油也可以加熱。

重點10 細嚼慢嚥。

重點11 停止邊吃邊……的習慣。用餐時一邊看電視或看報，容易使意識轉向電視或報紙上，無法辨別食量，不易感到吃飽，會因而吃過多。

重點12 減肥中應禁止酒精類。其理由是①酒精的卡路里出乎意料的高，日本酒一杯相當於一餐飯的分量。②酒精有提高食慾的作用。③下酒菜大多油膩、辛辣、鹽分高。④酒精迷人，使人易放鬆心情，心想「只有今天例外」因而吃得過多。

以上十二項重點是NOR式減肥法患者必須遵守的。接著具體敍述一下蛋白質、食物纖維、維他命、礦物質的攝取法。

蛋白質的攝取法

蛋白質每天約需六〇～七〇g，但該由何種食品攝取較好？下面將選擇順位告知讀者：

⑴大豆蛋白質　是良性的食物性蛋白質，尤其是含有和動物性蛋白質相同的必須胺基酸

營養需要量

生活活動強度Ⅱ（中等）
依男女年齡、階層不同所需營養量、1995

男子				女子			
年齡	身高	熱量	蛋白質	年齡	身高	熱量	蛋白質
歲	cm	Kcal	g	歲	cm	Kcal	g
25	171	2550	70	25	158	2000	60
35	170	2500	70	35	157	2000	60
45	168	2400	70	45	156	1950	60
55	166	2300	70	55	153	1850	60
65	162	2100	70	65	149	1700	60
75	159	1800	65	75	146	1500	55
85	157	1650	65	85	144	1400	55

福利會保健醫療局健康增進營養課編「日本人的營養需要量」

中的賴胺酸。這種賴胺酸無法在人體中加以製造，必須由食物取得。

大豆製品有豆腐、納豆、味噌、豆漿、油豆腐、凍豆腐、豆渣、豆芽等。用豆腐做成的料理有冷豆腐、調味豆腐、味噌湯、痲婆豆腐、煎豆腐、醬拌醋、醬拌味噌、甜不辣、豆腐漢堡、豆腐排骨。豆腐的消化吸收率為九五%以上，相當高，是日本人習慣吃的食品，因此是最適合的減肥食品。

未加工的大豆食品有和海帶一起煮的大豆煮豆、番茄醬煮豆等，和豆腐比起來消化吸收率較低。

味噌的功能也是不可忘記的。味噌湯，醬拌茄子、小黃瓜等，都是日本人長期愛吃的食物。最近早餐吃麵包、蛋、牛奶、咖啡的西式餐點，在營養學上是相當遺憾的。

此外，大豆也含有良質脂質，而且含有多量油酸、亞油酸等不飽和脂肪酸，有降低血中膽固醇的作用，對動脈硬化的預防及治療也有其功效。

⑵白肉的魚　鰈魚、比目魚、赤鯮、金眼鯛、鱈魚、鯡魚、雞魚、若鷺、梭子魚、鱸魚等白肉的魚含有良質蛋白質。在調理法上有生魚片、鹽烤、煮魚、用植物油炸魚等。尤其是利用壓力鍋煮魚，煮到骨頭都軟了，再全部吃下，這和小魚乾一樣，為重要的鈣、磷等礦物

質來源。

此外肉身帶藍色的魚，有竹莢魚、青蛙魚、鰹魚、秋刀魚等，含有許多不飽和脂肪酸，可增加好的膽固醇、減少壞的膽固醇，防止動脈硬化。

(3)雞胸肉　和大腿肉不同，沒有皮為雞胸肉的優點，因為雞肉的脂肪幾乎在皮下，因此皮的部分不可吃，吃炸雞時不只炸雞粉，連雞皮都要剝掉不吃。

(4)肉類　減肥中應避免。肉類的可口是因為加入適當的脂肪。牛排、涮涮肉，烤內臟等美味的食物，都有大量的脂肪。而且動物脂肪多飽和脂肪酸，為動脈硬化的原因。

食物纖維、維他命、礦物質的攝取方法

(1)蔬菜　應攝取許多含豐富食物纖維的蔬菜，食物纖維不容易消化，能停留在腹中發揮飽脹感的效果，此外也能改善通便，預防血中膽固醇上升。

雖然市面上也有製成粉末狀的節食纖維食品發售，但由天然蔬菜中攝取，在維他命、礦物質含量的考量上較佳。富含食物纖維的蔬菜有紅蘿蔔、牛蒡、扁豆、白菜、蒟蒻、竹筍、欵冬、蘿蔔、蘿藏乾、粉絲、菲菜、豆芽等。

含有維他命、礦物質的蔬菜為黃綠色蔬菜。因為節食中飲食量較少，應充分攝取富含相當於人體潤滑油的維他命、礦物質食品。紅蘿蔔、蘿蔔葉，菠菜、豌豆莢、花椰菜等皆含有豐富的維他命、礦物質。

零卡路里且營養價值高的食品有香菇、重菇、玉覃等覃類，以及裙帶菜、羊栖菜、海帶等海澡類，都是應該攝取的食品。海藻類富含碘、鐵等礦物質，是節食中務必要攝取的食物。由天然海草所做成的涼粉，在不得已時可做為點心，或在就寢前吃（但若每天吃點心或在睡前吃東西，會連其他食物也想吃，所以還是停止較好）。

一般人誤以為蔬菜生吃較好，其實可以生吃的蔬菜有限，此外蔬菜灑鹽、沾沙拉的吃法並不適合節食。

在此可將蔬菜煮成鄉野風味的蔬菜煮、吉野煮、配上魚高湯煮成甜不辣，或加上雞胸肉，內臟烹調，加熱後多吃一些，可以攝取少量卡路里即產生飽脹感。蔬菜湯、海帶等海澡加魚、蛋煮湯也不錯，例如，魚加蔬菜煮三平汁、什錦火鍋，也是值得推薦的食品。

黃綠色蔬菜、水果成分含量

【每100 g含量】

食品名	熱量	蛋白質	脂質	糖質	無機質				維他命				食物纖維
					Ca	Fe	Na	K	A	B_1	B_2	C	
	(Kcal)	(g)	(g)	(g)	(mg)	(mg)	(mg)	(mg)	(IU)	(mg)	(mg)	(mg)	(g)
綠蘆筍	21	1.7	0.1	3.5	21	0.6	1	240	190	0.11	0.13	8	1.8
水煮南瓜	36	1.2	0.1	8.1	16	0.3	1	270	290	0.07	0.06	12	
旱芹	13	0.9	0.1	2.3	34	0.2	24	360	160	0.03	0.03	6	1.3
番茄	16	0.7	0.1	3.3	9	0.3	2	230	220	0.05	0.03	20	0.7
水煮紅蘿蔔	36	1.3	0.2	6.9	42	0.6	27	390	4600	0.06	0.06	5	3.0
燙花椰菜	35	4.0	0.1	5.8	38	1.1	4	180	350	0.03	0.07	50	
燙菠菜	28	3.8	0.1	3.9	60	2.0	18	450	2000	0.07	0.13	45	4.3
草莓	35	0.9	0.2	7.5	17	0.4	1	200	0	0.02	0.03	80	1.3
葡萄柚	36	0.8	0.1	8.9	18	0.1	1	140	0	0.06	0.03	40	0.7
西瓜	31	0.7	0	7.9	0	0.2	0	120	210	0.03	0.03	6	0.3
葡萄	56	0.5	0.2	14.4	6	0.2	1	130	0	0.05	0.01	4	0.4
蘋果	50	0.2	0.1	13.1	3	0.1	1	110	0	0.01	0.01	3	1.3
橘子	44	0.8	0.1	10.9	22	0.1	1	150	65	0.1	0.04	35	1.9

四訂「食品成分表」科學技術資源調查會編1995

減肥用食品成分含量

【每100 g含量】

食品名	熱量	蛋白質	脂質	糖質	無機質				維他命				食物纖維
					Ca	Fe	Na	K	A	B_1	B_2	C	
	(Kcal)	(g)	(g)	(g)	(mg)	(mg)	(mg)	(mg)	(IU)	(mg)	(mg)	(mg)	(g)
白飯	148	2.6	0.5	31.7	2	0.1	2	27	0	0.03	0.01	0	0.4
吐司	260	8.4	3.8	48	36	1.0	520	95	0	0.07	0.07	0	2.3
蒸豆腐	180	16	9.0	7.6	70	2.0	1	570	0	0.22	0.09	0	7.0
毛豆	139	11.4	6.6	7.4	70	1.7	1	570	55	0.27	0.14	27	
豆腐	77	6.8	5.0	0.8	120	1.4	3	85	0	0.07	0.03	0	0.4
絲納豆	200	16.5	10.0	9.8	90	3.3	2	660	0	0.07	0.56	0	6.7
豆渣	89	4.8	3.6	6.4	100	1.2	4	230	0	0.11	0.04	0	9.8
調整豆漿	65	3.2	3.6	4.8	31	1.2	50	170	0	0.07	0.02	0	
烤鰈魚	144	26.6	3.3	0.2	45	1.1	240	440	0	0.3	0.3	0	
煮鯛魚	141	23	4.7	0	37	0.5	75	410	40	0.24	0.13	1	
比目魚	92	19.1	1.2	0.1	15	0.5	160	420	0	0.1	0.2	2	
雞胸肉	105	23.7	0.5	0.1	4	0.5	30	390	17	0.10	0.10	2	
香菇	0	2.4	0.2	5.4	5	0.5	3	140	0	0.08	0.26	0	
涼粉	0	0.1	0	0.7	9	0.2	3	2	0	0	0	0	
蒟蒻板	0	0.1	0	2.2	43	0.4	10	60	0	0	0	0	2.2

四訂「食品成分表」科學技術資源調查會編1995

要寫減肥日記

肥胖者不擅於做零碎之事，所以一聽到要寫日記，很多人便覺得厭煩。的確，在行動修正療法中做為附加指導的飲食日記，必須儘量詳細，一字不漏的塡寫吃了多少，何時吃，花多少時間吃，進食前後的行動或感想。這樣做的目的是要讓專家看日記，以便掌握此人的飲食行為。

但自我減肥時，即使將零碎的飲食內容記於日記上，也沒人看，沒人可以提出忠告，因此不具任何意義。

不過要持續減肥必須自己加以檢核，因為即使將食量降至過去的二分之一，若未確實執行也是無法減肥，甚至會因難耐飢餓而不知不覺吃得更多。

記減肥日記只是為了使自己遵守自己規定事項的手段，不必痲煩的記下飲食內容或卡路里，只要劃上○或×就可以了。

首先檢核自己的生活，列出減肥必備事項如下：

(1)減肥中必須禁止的食品　肉類、甜食、酒、果汁、可樂。

(2)減肥中應儘量控制的食品　油、含脂肪之物。
(3)減肥中應增加的食品　蔬菜、蕈類、海藻。
(4)對減肥無益的飲食習慣　吃點心、宵夜、吃得快、邊吃邊……。

將以上事項符合自己情況的事項選出，做成九一頁的表格。

這要寫在大紙上，貼在從餐桌上可見之處，而且每天在遵守的各項目上畫○，未遵守的項目上畫×；當然，要努力使各項都劃上○。萬一有打×的項目便要反省為何無法遵守，該如何做才能遵守。

例如A小姐的情形，她被公司的同事拉去喝酒，因為之前已拒絕過三次，很難再拒絕。因此決定下次再邀請時便要以「血中脂肪過多，醫生禁止我喝酒」為藉口，加以拒絕，萬一無法拒絕，和他同去也只喝烏龍茶。

在吃零食一項打×是因為喝酒時吃下酒菜所致。除了三餐外其餘的東西皆算是零食。此外，前面說過，若無法忍耐時可吃涼粉當宵夜，但即使吃涼粉當宵夜也須在那一欄打×。

若只是做這種形式的減肥日記，即是怕麻煩的人也做得來。同時貼在醒目之處便可常常自我核對，為自己加油。

減肥日記（例）

A小姐

	1	2	3	4	5	
早餐½	○					
午餐½	○					
晚餐½	○					
停止肉類食物	○					
停止喝飲料	○					
停止喝酒	×					
少吃油脂類	○					
攝取海藻	○					
停止吃點心	×					
停止吃宵夜	○					
邊…邊吃（電視）	○					
攝取蛋白質	○					
體重	62kg				61kg	

此外，減肥日記務必畫出體重欄，不過沒有必要天天量體重，只要一個禮拜量一次就夠了，若每次量都減一公斤便可得到更多鼓舞。像這樣「引起動機」的專門用語便叫做 Motivation。

後半段減肥速度較慢

這種減肥法一個月可瘦四公斤，在計算上三個月可瘦十二公斤，但事實上無法如此計算。只要好好實行減肥法，剛開始一站上體重計便可獲得令人興奮的明顯效果，且肥胖度愈高的人愈明顯。

但是愈接近適當體重後速度便愈慢。

雖然減肥效果不大，但千萬不要自以為困難而停止減肥，或以為再減少食量會提高效果，只要繼續實施和剛開始相同的飲食療法，就會漸漸接近適當體重。

只要到達肥胖度負一〇%左右，就表示減肥完成。雖然如此也並不表示什麼都可以吃。維持適當體重是必要的。

防止「回胖」

達到適當體重之前，減肥速度會變慢，但應該不太會再因飢餓感而苦。因為隨著體重的減輕，即使攝取少量熱量，你的身體也已能習慣了。

入院減肥的情形下，一旦出院回到原先的生活便會回胖，但若能檢核自己的飲食習慣或生活，邊矯正邊減肥，頭腦或身體便會有記憶，不易回胖。

飲食生活不必像減肥中那樣嚴格限制，甜食，油膩食物、肉類也可以吃，但以減肥中飲食量的一・五倍左右為標準，如此做應該不難。

喝酒也可以，只是酒後不要吃拉麵或泡茶飯，當然鹽或下酒菜會使血壓升高，脂肪除了會使卡路里增高，也會使血中膽固醇增加，應少吃為宜。

減肥後半段應避免做的運動現在應該積極進行，這是很重要的。運動並不是為了防止回胖，而是維持健康所不可或缺的（提高基礎代謝或保持肌肉力）。若是年輕人做一做一般運動也可以，但是三十幾歲的人因久未運動，忽然開始慢跑或跳繩會有危險，Walking，也就是快走是最佳運動。

一旦有維持自己健康的意願，在飲食方面便會加以注意。前述減肥中，蛋白質、食物纖維或維他命、礦物質的攝取方法，其實是對健康最好的飲食，即使減肥也務必加以實行，這可以防止回胖。

但是屯積壓力或生活節奏混亂便開始大吃大喝，暴飲暴食，即使好不容易矯正過來也會再次養成錯誤習慣，因此一面要技巧地紓解壓力，一方面要使生活有規律，這是很重要的。

如果飲食生活趨向不好的一方，便可善加利用前面所提到的減肥日記。若有吃零食、宵夜，或飲食時間不定、狼吐虎嚥、邊……邊吃的情形，便要記錄在表格中「停止吃零食」「停止吃宵夜」「早餐七點、午餐十二點、晚餐六點」「停止邊……邊吃」等事項上，每天記錄○、×以便自我管理。或許有人懷疑如此單純的方法真的可以矯正嗎？只要加以實行的話，的確能發揮效用。

第五章

安全、確實的瘦身

——NOR式減肥法的祕訣

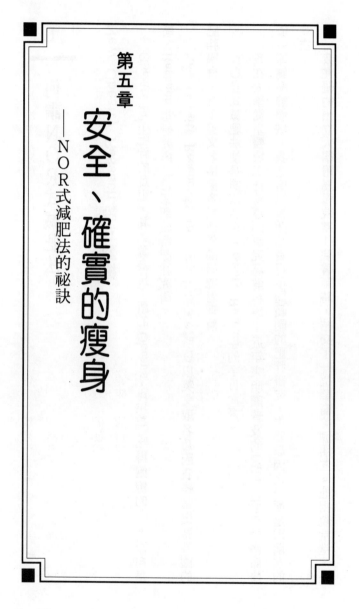

1 何謂NOR式減肥法？

New Obesity Reseach 設立動機

Obesity 表示肥胖的意思，其語源為拉丁語的 Obesus，代表「吃得飽飽的」。New 是新、Reseach 指研究所，日語翻成新肥胖究所。

New Obesity Reseach設立於一九八五年，之所以以英文取名乃因我經常出席外國的肥胖學會，有了英文名稱便容易使外國研究者理解。

NOR式減肥法便是簡取New Obesity Reseach的字首而來。

我在大學從事醫療工作時專門研究麻醉科學，近年來明顯普及的Pain Clinic（疼痛醫療）即屬麻醉領域。我之所以會開始進行不同範圍的肥胖研究，主要原因之一便是因朋友的死亡。

我在紐約州立大學附屬醫院當住院醫師時，結交了一位華裔美國朋友。他相貌堂堂，是個肥胖，有包容力的男子，為我所敬愛的友人之一，但年紀輕輕，才四十五歲便因心肌梗塞而亡。美國的飲食以牛肉為中心，雖然他是中國人，卻受長年飲食生活影響而肥胖，引起動脈硬化，心肌梗塞的發病機率和白種人沒兩樣。

肥胖影響甚大，這一點可在醫學教科書中查到，但關於肥胖的治療法書中卻幾乎沒有記載，僅有「藉飲食療法減肥」這樣的書。

但是，打開糖尿病項目，便有關於飲食療法這樣的書，藉著低卡路里食物治療胰島素非依存型糖尿病。此外書中又寫著一天的熱量規定為一六〇〇仟卡，再依糖尿病學會所編的食品交換表為基礎，以一單位八〇卡路里計算，把每天所吃的食物量分為糖、蛋白質、脂肪加以調理。

可是既無糖尿病，只是想減肥而已，大部分的人都覺得麻煩，懶得查各個食品相對重量的卡路里數。

要減輕體重必須燃燒積存的體脂肪，每天攝取食品的卡路里數必須低於消耗的卡路里數才能減肥，這是誰都了解的「自知之道」。

乍看之下，如此簡單的道理誰都可以實行，但實際上並非簡單的事。前面提過糖尿病患者每天攝取一六〇〇仟卡的卡路里，相當於一般主婦一日食量的三分之二，換句話說必須比平常減少三分之一食量，如此一來當然會產生飢餓感，忍不住偷吃。

這種飢餓感是攝食行為的原動力，也是維持生命的重要訊息，但是對減肥而言，卻是最大的障礙，教科書中卻完全未提及對這樣的飢餓感應如何對應。肥胖治療仍舊處於相當落後的領域。

癌、心臟病、腦血管障礙被稱為三大成人病。癌症隨著早期發現（診斷）法的開發；手術、抗癌劑、放射線、免疫療法、溫熱療法等治療法的進步，治癒率已有長足的改善。無論是腦血管障礙、心臟病，及其他成人病等病症的早期發現、診斷、治療法之研究皆有進步。

但成為大多數成人病病因的肥胖，卻不列為治療的對象。雖然這並非電視廣告，但「不斷其源不可」。

這便是我開始研究肥胖，設立 New Obesity Reseach 的動機，其研究結果稱為ＮＯＲ式減肥法。

以不給患者痛苦為治療原則

進行手術時不論全身麻醉或局部麻醉，都需施行麻醉，若不施行麻醉，患者便會痛苦難耐。之所以施行麻醉是為了使手術安全順利，也是為了避免給患者不必要的痛苦。

儘量不給患者帶來痛苦，儘量得到較高的效果是治療的原則。儘量抑制藥物的副作用也是原則之一。

從我開始研究肥胖起已經過相當的時日，在這時期增加了不少專業醫生，一般人的關心也提高了，但以除去患者痛苦為原則的減肥法，至今幾乎沒有。

減肥中所謂的痛苦是什麼?就是你所知道的飢餓感。的確，民間療法中有幾種號稱可抑制飢餓感的方法，我也研究許多民間療法，只要是被認為安全的方法我都會實際嘗試看看，但不是沒有效果，便是效果只是暫時的。

以現狀而言，即使是治療肥胖的專業醫師也無力抑制飢餓感，只能靠患者的意志力。因此，即使減肥效果低，也不能停止一日攝取卡路里數在患者忍耐範圍內的飲食療法。但是對嘗試過各種瘦身法的患者們而言，對過於緩慢的減肥速度不滿足，將會如前所述一般，失去持續使用減肥療法的意願。

換句話說，如何對付飢餓感是減肥最大的重點，只要能巧妙控制飢餓感，便可攝取營養學最低限度的卡路里數，如此便可依患者所滿意的速度減肥。

在第四章自我減肥法中曾寫到，多攝取卡路里低、會積存於腹部的食物纖維，可引起飽脹感。話雖如此，但單靠這樣還是很難完全控制飢餓感，仍必須靠個人的意志力加以抑制。

但由醫師進行減肥時，若大部份仍需靠患者意志力，那還叫治療嗎?我覺得肥胖也是一種病，要治病就必須開發儘量不給患者帶來痛苦的方法，這才是真正的治療。

因此我所開發的NOR式減肥法幾乎不會帶給患者痛苦，是可以輕鬆抑制飢餓感的方法。

有抑制飢餓感的藥嗎?

在第二章曾提過，腦視丘下部有攝食中樞及飽脹中樞，可控制食慾。

最先想到抑制飢餓感的方法便是有沒有藥可以抑制攝食中樞的功能，刺激飽脹中樞。先研究體內何種物質可對攝食中樞、飽脹中樞起作用，再看看若將這些物質或可消弱這些物質作用的物質抽出的話，是否可製成「瘦身藥」，這是誰都可以想得到的，但食慾並非如此單純。

⑴可對這些中樞起作用的體內物質有許多，葡萄糖、胰島素、胰高血糖素、遊離脂肪酸、兒茶酚等物質都是以複雜的結構運作。

⑵位於視丘下部的這些中樞受最上位的大腦命令。例如，透過視覺或嗅覺而引起食慾，或因吃了美食的記憶而增加食慾等，藉著這些複雜的命令發揮其功能。

⑶不只因飲食使胃容量增加而產生飽脹感，來自口腔黏膜的刺激也會對飽脹中樞起作用等，許多機制會發揮其功能。

由以上這些事例可知，想開發控制食慾的藥是非常困難的。

話雖如此，在這之前也有幾種藥被開發出來。距今五十多年前所開發出來的安非他命Anfetamin是一種可抑制攝食中樞、減少攝食量的藥，但其作用也會波及到位於視丘下部的其他中樞，產生失眠、精神興奮、幻覺等副作用，現在已被做為痲醉藥的一種而遭禁用。

甲狀腺賀爾蒙劑也曾被使用過。巴塞杜氏病的病狀之一便是「怎麼吃還是瘦」，這是因甲狀腺機能亢進，甲狀腺賀爾蒙分泌過剩，使基礎代謝機能亢進，亦即能量不斷消耗掉，使體脂肪燃燒而瘦。

大量給予甲狀腺賀爾蒙劑，也會和巴塞杜氏病一樣使基礎代謝亢進，體重減少。但也有報告說肌肉的減少比體脂肪的減少還要嚴重。此外繼續使用甲狀腺賀爾蒙劑會出現心悸、盜汗、心脈不整、高血壓等症狀，因此現在不使用於減肥。

Magindole這種藥具有刺激飽脹中樞產生飽脹感，抑制攝食中樞減少飢餓感的作用，其效果經臨床實驗中的二重盲檢法（在不告知受試者的情況下，比較給予真藥及給予假藥的受試者群，並調查其效果）確認，很少像安非他命一樣對其他中樞產生不良影響。

Magindole曾被福利部禁用七～八年之久，一九九二年起限定肥胖度正七〇％以上的高度肥胖者可使用。不過這種藥會引起口渴、便秘、腹部不舒服、嗜睡、性慾減退等副作用，應慎重使用，一旦停止服用，食慾會立刻恢復，因而回胖。

食慾為保種的本能，使用藥物控制該中樞連帶的也會影響保種的另一本能——性慾、可能產生種種情動上的變化。

容易減肥的體質及不易減肥的體質

抑制飢餓感、產生飽脹感最安全的方法便是吃一定量的食物。由於減肥時所應攝取的能量必須減少，因此吃卡路里低又有分量的食物較好。

符合這個條件是含有豐富食物纖維的食品。由於食物纖維無卡路里，不易消化，會囤積於腹中，這就是含食物纖維的蔬菜、蒟蒻等被稱為節食食品的理由。在美國食物纖維被稱為 Divetary Fibre，被廣泛應用於肥胖治療上。

但肥胖並非如此容易解決。一九八六年我出席以色列首都耶路撒冷所召開的世界肥胖學會時，曾聽到西醫難以想像的報告。

這個報告是瑞士康乃爾大學附屬醫院肥胖專科醫師 Helife 醫師所提出的。他將搗成粉末的大豆澱粉調味或加上香料，給十位肥胖度正二〇%以上的患者飲用，這相當於一天攝取蛋白質五九g、碳水化合物一三〇g、脂肪二五g、食物纖維四〇g（共計九五〇卡路里）的飲食，每個人都能感覺吃得相當飽。但這十個人中有五人平均體重減少三・七kg，剩下的五人體重並未減少。

一天攝取九五〇卡路里，很顯然的是少於所消耗的熱量，但即使如此還是有一半的人體重不會改變，這樣的事實在西醫是很難以想像的。因為在西醫的考量上認為對某種病名（診斷名）投與相同的藥，便能得到相同的效果。當然，應考慮每一個患者的症狀輕重，體重的輕重，而適當的增減藥量，或考慮對患者產生併發症的影響，來決定投藥方法。

只是同樣的方法有人有效、有人無效。依個人因素、體質而不同，西洋醫學幾乎不考慮這一點，但中醫卻很重視個人因素、體質之不同，再加以診斷、治療，因此，我才採取中醫做肥胖治療。

NOR式減肥法三大柱

經過不斷嘗試錯誤，累積資料後，NOR式減肥法終於完成了，它是由下列三大支柱組合而成的。

(1)耳針留置法　引起飽脹感，改變對減肥無益的嗜好。

(2)飲用豆漿加 sojamalt　藉著抑制飢餓感使減肥順利進行。

(3)中藥處方　適合體質的處方可促進體脂肪燃燒。

這三點是為了在沒有確實執行節食（一天一一〇〇仟卡）的情形下，也能得到的減肥效果所提出的方法。使用這個方法，即使飲食量減為過去的二分之一，也不會因飢餓感所苦，可輕鬆節食、減肥。

節食療法本是屬於西醫範圍的，各種檢查，營養補助食品、喝 sojamalt 也是屬於西醫範圍，而耳針及中藥則是應用中醫。沒錯，ＮＯＲ式減肥法是結合中、西醫的「新的減肥法」。

也許在這之前已試過種種減肥法的人會認為「這三點我早已知道了，真是了無新意」。但是ＮＯＲ式和過去的各種方式，考量皆有不同，必須三項併用才能得到確實的效果。僅實施耳針法，或只喝 sojamalt，或只使用中藥，或實施其中二種都是不行的。這是我做好幾次臨床實驗所得到的結果。

ＮＯＲ式減肥法須由醫師進行

ＮＯＲ式減肥法在日本電視播映時，看了這個節目的女性提出了下列想法：耳針法和過去形成熱潮的耳垂減肥法、耳穴瘦身法原理不是一樣嗎？那麼我在耳朵穴道上貼米粒，用ＯＫ絆貼住也應有效吧！此外中藥店也有賣 sojamalt，只要買回來泡在豆漿中喝即可，。而中藥市面上也有做為「瘦身藥」出售的，只要找藥劑師商量看看就可以了。

於是便照上述方法實際進行，但卻為強烈的飢餓感所苦，因此來到本研究所。

我認為若能照這位女性的方法進行NOR式減肥法的話，是相當理想的，但很遺憾的，這不值得推薦。

首先，雖說是耳針留置法，但要尋找耳朵的穴道並非外行人能做的，必須要借助一種叫做Search Metre的穴道探測器才行，此外扎入耳針的醫療行為除非醫師或針灸師來做，否則法律上是禁止的。又有的公司發傳單，發廣告，標榜「藉耳部刺激而瘦」，以OK絆把金屬珠綁在耳介上，並且要購買高價電氣裝置，自行刺激，藉此減肥。實施不久後想找該公司協談，卻發現該公司已搬遷，不知去向。

此外，也有中藥「瘦身藥」，但吃了以後卻不會瘦。NOR式減肥法的中藥處方並不是藉著該藥物瘦身，只是引出節食療法的效果而已。

中藥要適合個人的「證」來開處方。「證」依當時的「身體狀態」而有不同，基本的是以「虛、實、陰、陽、表、裡、寒、熱」為首。而且減肥中「證」大多會改變，所以必須定期診斷，依「證」的改變來改換中藥，因為未配合「證」的處方，不只效果不好，還可能產生副作用。因此NOR式減肥法加入了醫學、生理學、營養學，若未由精通中醫的醫師指導，無法獲得安全、確實的效果。

在耳針留置之下，對視丘下部攝食中樞抑制物質與促進物質之變化

3,4-dihydroxy- butylic acid （抑制物質）	對照值 ↓ 飲用後	436.7±100.8uM （$P<0.05$） 570.1±119.6uM
2,4,5-trihydroxy- pentanoic acid （促進物質）	對照值 ↓ 飲用後	127.6±45.8uM （$P>0.05$） 124.1±34.1uM

（E.Ikezono, prevention & Treatment of NIDDM, 分別執筆Eds Y・Goto，Smith-Gordon,1992）

使用耳針者與未使用耳針者攝食中樞之比較（使用SOJAMALT加豆漿後）

		耳針群（6名）	非耳針群（5名）
3,4-dihydroxy- butylic acid （抑制物質）	對照值 ↓ 飲用後	174.3±89.8 uM （$P<0.05$） 305.7±104.8 uM	268.5±91.7 uM （$P>0.05$） 433.3±284.9 uM
2,4,5-trihydroxy- pentanoic acid （促進物質）	對照值 ↓ 飲用後	81.7±57.3 uM （$P>0.05$） 92.7±80.0 uM	332.8±208.8 uM （$P<0.05$） 124.1±87.8 uM

（E.Ikezono，Proceedings of the 5th European Congress on Obesity,1993）

uM=a微摩耳

（$P<0.05$）＝統計學上有意義的變化

（$P>0.05$）＝統計學上無意義的變化

效果在科學上獲得證實

ＮＯＲ式減肥法將詳述於後，但按前三法實施一天一一〇〇仟卡的節食療法，幾乎都不會為飢餓感所苦，可以得到滿意的減肥效果。

稍微專業一點來說，最近九州大學醫學院生理教室的大村裕教授曾確認，刺激飽脹中樞引起飽脹感的是「３、４二羥丁酸」，至於刺激攝取中樞，引起飢餓感的是「２、４、５三羥丁酸」。（參照一〇七頁）

本研究所讓實行耳針留置的患者飲用sojamalt加豆漿，一小時後檢驗血液中的「３、４二羥丁酸」，結果發現明顯的增加。我將這結果在日本肥胖學會，歐洲肥胖學會中提出報告。（參照一〇七頁）

可見ＮＯＲ式減肥法能引起飽脹感，這不僅是患者的證言，更有科學上的證明。

2 可以無痛苦瘦身的NOR式減肥法之實例

不需計算卡路里的節食

NOR式減肥法，每天的攝取能量要抑制在一一○○仟卡左右。但即使如此也不須麻煩到計算食品量，算出卡路里，只要將過去的食量降為二分之一即可。

自行減肥時早餐、午餐、晚餐都要減為二分之一，但NOR式減肥法因早、晚餐要喝豆漿加Sojamalt，因此飲食攝取法略有不同。

飲食及生活上應注意的事項如後：

(1)嚴格遵守所指示的飲食法（後述）。

(2)不要吃太快，要細嚼慢嚥。

(3)每天最少應攝取六十g蛋白質　植物性蛋白質可從豆腐、　納豆、豆渣、毛豆、煮豆等攝取；動物性蛋白質可從白肉的魚、雞胸肉等攝取（參照八七頁）。

(4)多攝取食物纖維、維他命、礦物質、海藻類（羊栖菜、涼粉）、蔬菜類（尤其是黃綠色蔬菜、溫蔬菜）、蕈類、蒟蒻（參照八七頁）。
(5)避免油膩，尤其是肉類脂肪。使用鐵弗龍加工鍋。
(6)煮菜、泡咖啡時禁用砂糖、改用Sugarcut。
(7)為預防便秘，每週使用二次中藥便秘藥、通仙。
(8)戒酒二個月。
(9)就寢前二小時不可吃東西，不要吃零食。
(10)減少鹽分。
(11)不吃甜點。
(12)不要喝飲料，喝普洱茶。

抑制食慾、改變嗜好的耳針法

根據中醫、人體各部分都會互相聯繫、互相影響，而相互聯繫的途徑便稱為「經絡」，所謂的穴道便位於經絡上。

和食慾相關，抑制胃經、脾經的是肝經、膽經。所以一開始便對肝經、膽經的經穴，亦即穴道中位於背後叫肝俞的穴道扎針，試著透過低頻率的刺激抑制食慾。如此一天、二天食慾會減低，食量便能夠減少，但在背上扎針對生活卻是相當不便。

於是便改將耳針扎在耳朵上。中國最古的醫經『黃帝內經』中曾寫道：「耳柔不是獨立的器管，它和全身五臟六腑都有密切關係，左右耳朵分別彙集了全身部位或器官的代表區」，並圖示耳針點的分布圖。若將針扎在耳朵，即使是固定或留置，對入浴、生活也不會有阻礙。

耳朵的穴道是中醫經過漫長的歷史及實地醫療經驗所判斷出來的，法國Nojie博士們也以耳針點來治療各種疾病。

NOR式減肥法先找出位於耳朵上的二個穴道，扎入小耳針並留置在穴道中，其中一個是記錄食道、胃、小腸、大腸、肝臟、胰臟的耳朵穴道分布圖中的一點，另一是記錄交感神經、中樞神經中的一點選出來的。

選擇耳針點要使用Search Meter。據說人體臟腑若有異常的話，耳朵上的特定部位會變色、變形、壓了會痛，但這些情形由視診、觸診並不易發現，而且也不確實，因此才改用機械。（法製Agiscop DT）。

這個機械是讓患者手拿Search Meter的導管，藉著直徑一釐米左右的導管尋找耳朵上的穴道，碰到容易通電的部位（反應佳導點）便會發出聲音。這個方法不只可使用在耳朵上，也可用來尋找手腕、手、背部、腳部的穴道。

藉著Search Meter可確實的找到穴道，扎入耳針。那種耳針又短又細，像是圖釘那樣的皮圓針，在扎入的同時可用OK絆固定，OK絆和膚色相近，不會被發現。

扎入耳針時就像打針一般稍微有點痛，但之後便不再感到痛，只不過耳朵會殘留不協調感，但這也是治療效果之一的表示。尤其有些對疼痛過敏的人，偶爾會在針扎入後三十分鐘仍喊疼，這時也可改變扎入點。（會感到疼痛的實例只有〇・五％）。

這種耳針法的效果有三點：

(1)抑制飢餓感、產生飽脹感。

(2)改變對甜食、油膩物、酒精的嗜好。

(3)抑制減肥中容易產生的心焦感。

曾調查藉著這個耳針法可使(1)中快速出現飽脹感的人改變嗜好、對甜食覺得苦或覺得太

用於治療肥胖的耳部針灸點

1.胃　　2.飢點　　3.神門

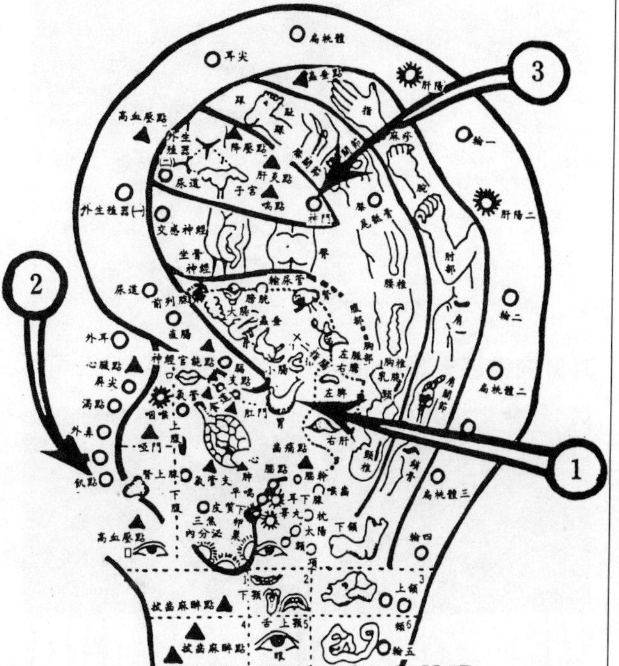

說明

▲ 新穴位
○ 原來穴位
◆ 內側的穴位

內臟、耳介反射參考圖（耳介區分圖）
（引用小林艮英、張謙：中國的新治療點、小林艮導絡研究所、大阪、1972、P26）

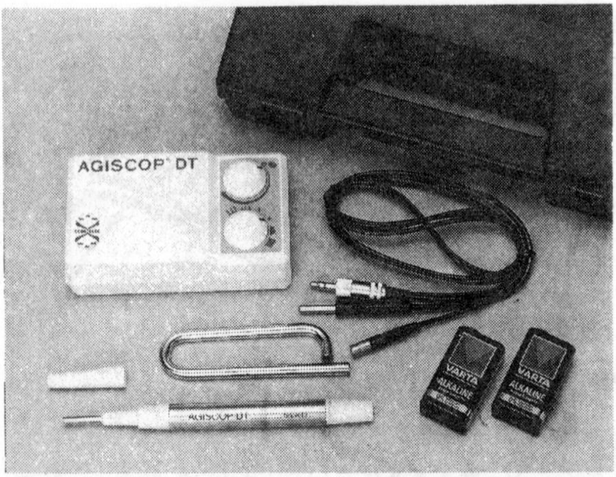

耳針穴道探索器Agiscop DT法國Sedatelec公司製

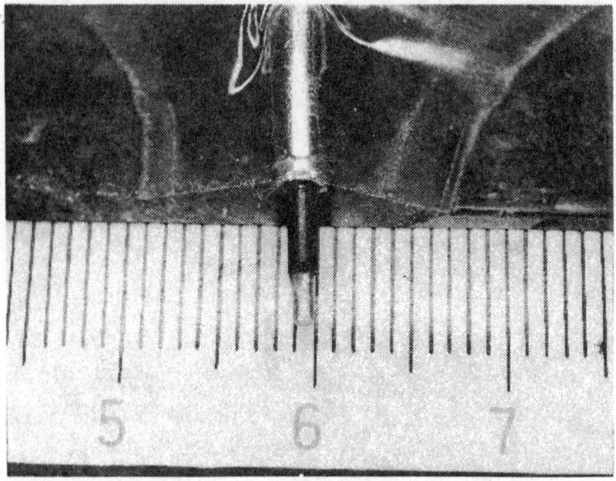

穴道探索器尖端　外側檢驗3mm　內側檢驗1mm

Sojamalt與豆漿200ml的組成

Sojamalt	1次量10g中	豆漿200ml	合　計
蛋白質	1.58g	7.2g	8.78g
糖　質	6.63g	3.7g	10.3g
脂　質	0.65g	6.7g	7.35g
熱　量	40.2Kcal	105Kcal	145.2Kcal
食物纖維	0.38g		
維他命			
A	100IU		
B1、2	0.2mg		
B6	0.3mg		
B12	0.1ug		
C	7mg		
E	0.6mg		

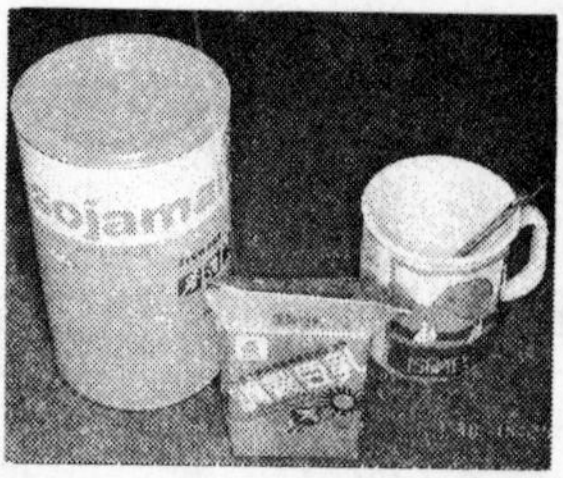

Sojamalt與豆漿

甜而不想再吃的約佔八○%；以前喜歡吃油膩食物，現在不想吃的人佔六○%，一喝酒就想吐，對過去每天都要喝的酒感到不再想喝的人佔一○%。

對屬於肥胖原因之一的甜食、油膩物、酒精類嗜好有所改變是很好的事，但要持續減肥最重要的是引起飽脹感，而這將因各人差異而不同，光做到這個程度是不夠的。在此併用耳針法及飲用豆漿加Sojamalt，任何人都可得到充分的飽脹感。

另外，卸除留置的耳針後，對甜食、油膩物、酒精類嗜好又會恢復，但因減肥中幾乎未吃到這些食物，因此也可以改正大量攝取甜食及油膩物的飲食習慣。

豆漿加Sojamalt引起飽脹感

Sojamalt是瑞士摩嘉公司開發做為運動用及太空人糧食的營養補助食品。剛開始並未公開其組成分，輸入日本後由日本公司加以分析，現在在日本製造販售。

我之所以考慮將Sojamalt使用於肥胖治療上，是聽說一九七七年將Sojamalt做為節食食品，一個月便售出十五萬瓶。在臨床之前我本身也飲用過確認其效果。

本來Sojamalt是溶在牛奶中飲用的，但卡路里高、動物性脂肪多的牛奶並不適合減肥，因此將之溶於豆漿中飲用，飲用後可使上腹部產生充分吃飽的飽脹感，可以無飢餓感的達到減少食量的效果。

Sojamalt是由大豆粉末、小麥芽、麥芽精、蜂蜜、岩鹽等，加上可可調味而成的顆粒，每一次將三茶匙一〇g的份量溶於二〇〇毫升的豆漿中飲用。

豆漿不用說也知道，是在製造豆腐的過程中所生產的，原本豆腐店所做的豆漿卡路里少，是最佳飲品，但因味道過強，可能有人不喜歡，因此我改用調味豆漿。

一餐份的豆漿加Sojamalt熱量只有一四五千卡，只喝二〇〇毫升的豆漿或許不會使胃出現飽脹感，但加了Sojamalt一起飲用，經過三十分鐘到一小時便會使肚子出現飽脹感，消除飢餓感。

但若不併用耳針法，產生飽脹感的效果便不會那麽好。此外剛開始減肥時你會產生飢餓感，這時可吃一～二根的Conconble。

Conconble是像乾麵包那樣的餅乾，主成分是麥糠。食品中含最多食物纖維的便是麥糠，Conconble一根熱量才二十五仟卡。這種食物細嚼慢嚥的話便可產生飽脹感，有助於胃部膨脹。即使剛開始需要Conconble的患者們，在習慣了NOR式減肥法後，只喝豆漿加Sojamalt也能滿足。

中藥帶來高減肥效果

被認為對肥胖有療效的中藥有大柴胡湯、防己黃耆湯、防風通聖散等。但這些絕非「瘦身藥」，若用餐量依舊，即使多吃這些中藥也無法減肥。

我一再強調減肥的最大原則，是每日攝取的卡路里數少於所消耗的卡路里數，使體脂肪燃燒。NOR式也是在減肥的大原則外再加上中藥。

之所以使用中藥，是因為中藥具有「從脂肪組織分離中性脂肪，使之易成為熱量而被加以使用」的作用。且處方也因患者的「證」而有異，主要為大柴胡湯、防己黃耆湯、防風通聖散、柴苓湯、加味逍遙散等。

正常體重的人脂肪組織約為一〇～二〇公斤左右，而極端肥胖者則達到體重的五〇％，體內有五〇～六〇公斤以上的脂肪。這個脂肪組織據推測約由三十億個脂肪細胞組成。

若成人後才肥胖、脂肪細胞數並未增加，而是一個一個的脂肪細胞膨大。脂肪細胞是像汽球一般的東西，當細胞內屯積脂肪時會膨脹至十倍以上。

脂肪細胞所囤積的大部分為中性脂肪，這是在肝臟製造由血液運送。我們所消耗的能源中（以汽車做比喻便是汽油），被急速利用的有由位於肝臟或肌肉的肝澱粉所製造的葡萄糖，中性脂肪製造的遊離脂肪酸。據說剛開始做肌肉運動的十分鐘左右，肌肉中的肝澱粉將被使用、持續運動二小時以上遊離脂肪酸將被使用。

因為減肥必須燃燒脂肪細胞中的中性脂肪，減少其貯存量，所以遊離脂肪酸不斷從中性脂肪中產生才理想。但人的體質可分為易使中性脂肪酸變成遊離脂肪酸，成為熱量加以使用的體質，及不易加以使用的體質。換句話說，中藥的目的便是促進中性脂肪燃燒成為熱量。

此外中藥也有利水效果。體脂肪燃燒最後會變成二氧化碳及水，必須將生成的水順利排出體外。被做為利尿劑加以使用的Frosemid這種西藥具有即效性，效果也很大，但持續使用會造成電解質平衡崩潰，產生無力感或心脈不整，因此溫和的中藥較適合。具有利水效果的中藥有五苓散、豬苓湯、柴苓湯等。

開中藥處方時必須注意到「證」的變化，尤其是體重減少較明顯的減肥初期，「證」經常會有所改變，因此剛開始時必須每兩週來診所一次，若經診斷「證」有所改變的話，中藥也須改變。

開始減肥前的檢查

肥胖可分為單純性肥胖、及症候性肥胖，也會產生各種併發症（參照六十六頁）。初診時必須詳細診查為何種肥胖、是否有併發症、若有的話程度如何？

首先問診時要多花一些時間打聽父母、兄弟中是否有人生病或有肥胖者（家族病歷），過去的疾病（既往病例），開始胖的時期、胖的速度、現在疾病（目前病歷）、每日的飲食模式、飲食的喜好、飲食速度（飲食習慣）等等。

在診察方面，做完血壓測定、脈搏觸診、呼吸運動、心雜音、呼吸音等胸部聽診後，再做心電圖檢查，血液檢查。血液檢查方面要做血清檢驗、檢查看有無貧血，做血液生化檢驗，檢查有無糖尿病、高脂血症、高尿酸血症等，此外還須做肝功能、腎功能、電解質檢查等。這些檢驗之外還要做中醫上的診斷，為了決定「證」必需做腹診（檢查肚子）。

在這些檢驗中，如懷疑有糖尿病時，就要做葡萄糖負荷試驗，讓他喝下甜水，檢查血糖值。此外，若懷疑為症候性肥胖時，還要檢查是否有克興氏症候群，以類固醇抑制試驗為首，做胰島素甲狀腺機能低下症，視丘下部性肥大等檢查。但這些皆是稀有疾病，實際上需要做這些檢查的人很少，因此省略說明。

若有併發症的話，應視其程度一方面給予生活指導，另一方面推展NOR式減肥法。有高血壓正服用降血壓劑者，或正服用心脈不整的藥時，務必要在醫師指導下進行減肥。

此外，若併發症之一為腰痛或膝痛，應一方面採取NOR式減肥，一方面到疼痛檢查所改善疼痛。

NOR式瘦身飲食療法

NOR式減肥法一天必須吃三餐，其飲食法分為剛開始的方法，及習慣後的方法。

首先說明剛開始的飲食法，一二三頁中也整理成表請詳加察看。

■早餐　用餐前三十分鐘服用中藥，飲食是以Sojamalt三茶匙泡在開水中，溶入二〇〇毫升的豆漿中。先溶於少量的豆漿中仔細攪拌，再加入剩下的豆漿。之後慢慢品嚐豆漿加Sojamalt。

慢慢喝的話會刺激口中的黏膜，產生強烈的飽脹感。

飲用豆漿加Sojamalt後一小時左右，便會產生飽脹感，早上大部份的人都不太會感到飢餓，所以幾乎不會因飢餓感所苦。二種飽脹感會持續到上午十一點左右。

■午餐　用餐前服用中藥，飲食則推薦吃輕淡的日本料理。

晚餐也是一樣的，基本上要多攝取如下飲食：①避免油膩物，②儘量選擇大豆製品，③避免肉類，吃白肉的魚或雞肉，④多吃蔬菜、尤其是黃綠色蔬菜，⑤每餐吃一碗飯，⑥多吃蒟蒻、蕈類、海藻類等無卡路里食品。

上班族或女職員應儘量帶便當。因為米飯的份量不多，不增加配菜的話便當盒便裝不滿。按飲食的基本選擇配菜。

因為在外面吃多甜、鹽、油膩食物，不適合減肥，不得已必須在外面吃時，應選擇日本料理店或麵攤，吃輕淡的日本料理或麵、烏龍麵等食物。

■晚餐　大部份的家庭中晚餐是一家團圓的時候，菜色相當豐富。對於減肥者而言美食是大忌，容易吃得過多。

為了防止這一點，必須在晚餐前一小時喝豆漿加Sojamalt，在喝豆漿前三十分鐘吃中藥。若是家庭主婦的話，在準備晚餐前便要吃中藥，及喝豆漿加Sojamalt。回家後便馬上吃飯的人，要在公司先喝豆漿加Sojamalt後才回家。

若在公司無法保存豆漿，可準備豆漿粉（豆漿源），將這和Sojamalt混帶去，到時再沖泡開水喝即可。

喝過豆漿加Sojamalt一小時後，便不會覺得餓，即使用餐只有家人食量的二分之一到三分之一，也可產生相當的飽脹感。另外，晚餐的飲食基本如前所述。

晚餐後，就寢前不可吃零食，這一點相當重要，就寢前二小時所吃的食物會成為體脂肪

NOR式飲食法、剛開始治療的飲食法

		卡路里數
早餐		
①	中藥	
②	30分後	
	Sojamalt三茶匙	40kcal
	＋調味豆漿200ml	105
③	Conconble 2枝	25
午餐		
①	中藥	
②	30分後	
	一般飲食（避免油脂類）	400
晚餐		
①	中藥	
②	30分後	
	Sojamalt三茶匙	40kcal
	＋調味豆漿200ml	105
③	60分後	
	一般飲食1/ 2—1/ 3量	400
		合計約1100 kcal

囤積於體內。

一個月平均瘦身四公斤

NOR式減肥法一天所攝取的卡路里數減為平常（二三〇〇千卡）的一半，等於一天可燃燒一〇〇〇千卡的體脂肪）。

因為減少一公斤體重（脂肪量）所需熱量為七〇〇〇～八〇〇〇千卡，實施NOR式減肥法一週，可燃燒相當於七千卡的體脂肪，在計算上來說一週平均可減去一公斤，一個月可減去四公斤。

此外，體重的減少除了和脂肪量減少有關外，也和體內水分減少有關，所以有人一個月的減肥速度高於平均值的四公斤以上，也有人低於四公斤。

減肥速度和肥胖度也有關，一般來說肥胖度高的人減肥速度快，例如，體重一二〇公斤的女性，剛開始一個月的減肥值為二〇公斤。

我常告訴患者「一〇公斤開始才是真正的減肥」。實施NOR式減肥法三個月後便可減去一〇公斤左右。但減肥在愈接近標準體重時減肥速度便會減慢。也有人因剛開始體重快速下降，所以站上體重計為一大樂趣，但到了後半段體重不太減少便覺得很無趣了。

減肥速度開始減慢時才是減肥成功與否的關鍵期。

低卡路里也不會影響精力

也有人擔心每天所攝取的卡路里只有平常的二分之一，是否會因疲勞而無法工作。但到目前為止，實施NOR式減肥法的患者中，幾乎沒人投訴對家事或在公司的勞動感到疲勞做不來。

只是，因血液中做為工作所需之能量——糖質立即發揮效用而減少，剛開始會感到如汽車耗光汽油一般。由於這時期的能量源是所囤積體脂肪，因此只要稍事休息即可。因為體脂肪是固體的能量源，所以在被燃燒之前必須花點時間習慣。

總之，除非是重度勞動，否則可以一邊減肥，一邊持續一般的工作、生活。

若減肥順利進行，可令人驚訝的變得身輕如燕，好像剝了一層皮般的腹部、臀部、大腿變得又小又細。想想看身體內帶著十公斤以上的脂肪（一般裝米的袋子便有十公斤）活動著，若將這些脂肪剷除，當然就變得身輕如燕了。

以全天候體制加以支援

入院減肥時，由飲食到任何瑣事皆由專家操心，患者可全部委託他們，有任何症狀只要告訴護士便行。

但NOR式減肥法連飲食都得自己操心，日常生活中有時也會碰到不懂的事。尤其是剛開始治療後會有心悸、頭暈目眩、嘔吐感、無力感的情形發生。雖然這些狀況是出現於治療效果強的時候，但患者卻會感到不安。此外關於飲食內容（每天攝取蛋白質六〇g以上，多攝取食物纖維、維他命、蛋白質）的判斷上也會有困難。

遇到這種情形時不要客氣，請打電話來。為了方便患者，我常帶著患者連絡專用的行動電話。

此外，因衝動而吃等代理攝食而胖的人，會隨著停止吃零食而使壓力難以發散，其中也有些人會變得情緒愈來愈嚴重，便會想吃酸梅那樣酸的食物。

一旦出現這種症狀時要立刻來找我商談，必要時會依情況併用可穩定精神的中藥。

3 不會再次肥胖的NOR式防止回胖法

減肥後半段開始實施防止回胖政策

前面提過，減肥在愈接近標準體重時，減肥速度會愈慢。我要求患者實施做為「最後完工」的「晚餐斷食法」，其實也是防止回胖法。

在治療結束的前兩週選一週，在留置耳針的情況下實施下列飲食療法。詳情整理在一二八頁表中。

■早餐　Sojamalt三茶匙、豆漿二〇〇毫升。前夜的菜（飯除外）。
■午餐　一般飲食（油膩物除外）。
■晚餐　Sojamalt三茶匙、豆漿二〇〇毫升。一小時後再喝Sojamalt三茶匙、豆漿二〇〇毫升。

換句話說一般飲食只吃午餐一餐，以前減肥時晚餐所吃的一般飲食作廢，多喝一次豆漿

第五週以後飲食方法「晚餐斷食法」

		卡路里數
早餐		
①	漢方藥	
②	30分後	
	Sojamalt三茶匙	40kcal
	＋調味豆漿200ml	105
③	豆腐、納豆、毛豆、雞胸肉（前晚的剩菜、飯除外）	350
午餐		
①	中藥	
②	30分後	
	一般飲食（避免油脂類）	400
晚餐		
①	中藥	
②	30分後	
	Sojamalt三茶匙	40
	＋調味豆漿200ml	105
③	60分後	
	Sojamalt三茶匙	40kcal
	＋調味豆漿200ml	105
④	禁吃蒟弱、涼粉以外之食物	0
		合計約1100kcal

這個飲食法二週選七天實施，減肥完成後一增加一公斤，便馬上實施這項飲食法，實施二天便可減一公斤。但若放著不管便很難減肥了。

加Sojamalt。這種飲食療法隔天早上必須要吃昨晚留下的菜，以防止蛋白質的減少。

二週中有一週要實施一般飲食。每天實施「晚餐斷食法」有困難，不符合實際生活規則。

治療結束後要除去耳針，這時對甜食或油膩物的嗜好會恢復原先的情況，當然必須儘量加以控制。花了三、四個月所修正的飲食習慣，不會立刻恢復到減肥前錯誤習慣，但若掉以輕心，便會漸漸混亂了。

要每天量體重。在治療結束後若體重一增加一公斤便馬上做二天「晚餐斷食法」，很容易便可減掉一公斤。在體重增加為二公斤、三公斤之前發現，並立刻實施防止回胖法是很重要的。

回胖防止率為八〇%

在體重增加一公斤時便實施「晚餐斷食法」，可一〇〇%防止回胖。但也有人並未實行這個方法，這人終究會造成回胖。

能否實行「晚餐斷食法」端看個人意志堅不堅定。愈認真採取減肥的人愈在意回胖。

第一章也提過，對實施NOR式減肥的人，本研究所會做幾次問卷調查，雖然回卷率不佳，但比率仍高於一般肥胖治療所做的問卷調查。依據問卷，回答者有九〇％以上維持正確體重。我想若包含未回卷者有八〇％未回胖。

第六章

證言集　我以NOR式減肥

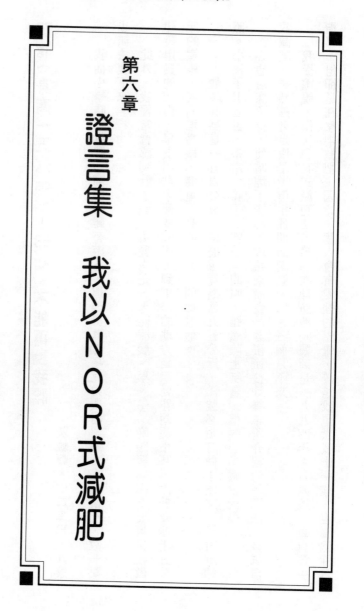

77kg（身高一五六cm）↓58kg 不能再說我胖

茨城縣・山口享巳・26歲

我從小學時期就胖，高中時雖有游泳，但很喜歡吃巧克力或甜餡餅，尤其常吃，故一點也無法瘦下來。

此外，我經常會感到肚子餓，用餐也是一天吃凌晨、早、午、晚四餐。因為要幫父親做建設用具的工作，早上四點半便要起床，到工作的地方坐車要花兩個小時，由於要搬十五公斤的鐵棒，或開堆高機，屬重勞動的工作，因此常餓。

二十歲時身高是一五六公分，但體重竟高達九五公斤，洋裝必須訂做才能穿，且討厭拍照。小孩子很老實，常常「胖子、胖子」的叫，雖然臉上笑著，但內心卻嚴重受傷。心想這樣不行，便暗地下決心，以蘋果節食，蒸蛋節食等雜誌所介紹的減肥法，嘗試自我減肥。雖然確實是瘦了，但生理期卻紊亂，二、三個月不來。

我從電視上得NOR式減肥法，第一次拜訪池園醫師是一九九四年六月六號。雖有醫生指導，但卻是在家中減肥，因此一個人會有受挫的感覺，於是找了大我十一歲，也屬肥胖者的姐姐，兩人一起開始減肥。

我常因腰痛所苦，心想可能是因搬重物，做粗重工作所致，但池園醫師卻告訴我：「是因NOR式而導致腰痛，你的體重等於帶著三〇公斤的行李跑步一樣。」

我每二週看一次門診，開始實施NOR式減肥法，但剛開始時還是會感到飢餓感。雖然喝了豆漿加Sojamalt，腹部會感到飽脹，但只要有一點點飢餓感，注意力便會被吸引，想控制也難。

耳針會感到有點痛，持續一段時間後不再感到痛。二週左右體重便明顯減少，一個月後腰圍便消瘦許多。雖然剛開始二個月瘦了很多，但之後瘦的速度便減慢了，結果花了九個月才瘦了十九公斤。

只要聽公司的人說「你變苗條了」就感到高興，希望能再瘦一點。剛開始時聽說飯量要減為一半，擔心無法做粗重工作，但即使做和以前一樣的工作，也不會感到特別辛苦。

自從腰及臀部變小以後，也不再發生腰痛的情形。由於現在已能穿得下喜歡的衣物，因此逛街購物成了樂趣，薪水快速減少反而成為目前最大困擾。

前幾天遇到高中同學，向他大聲說：「好久不見」時，他「咦」了一聲，以驚訝的表情

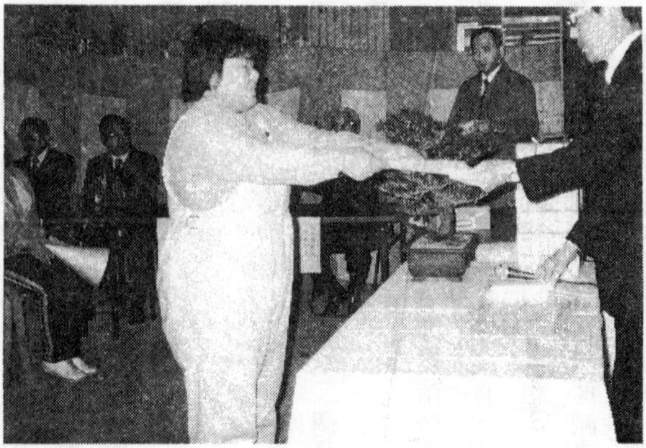

治療前

↓

治療後

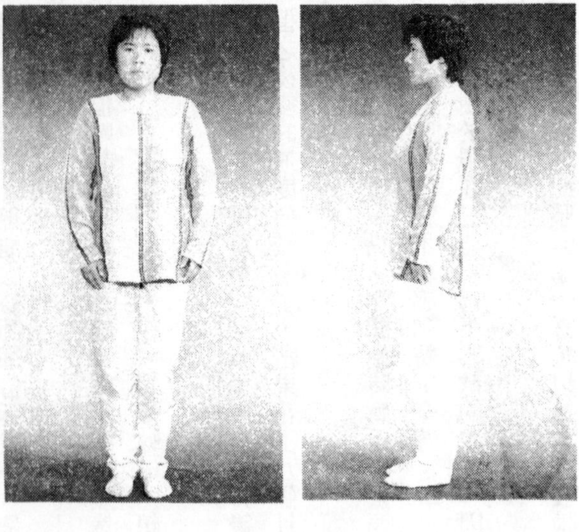

看著我，由於我確實瘦了，因此他搞不清我是誰。

現在我是五八公斤，還想再減一些。

87・5kg（身高一七七cm）↓70・5kg 不易疲勞、且血糖值也下降

神奈川縣・尾山周平・33歲

自高中以來幾乎沒有運動，但食量卻是別人的三倍。一天吃五餐，一邊吃一邊喝酒，一邊喝酒一邊吃，這樣的生活不胖才怪。

一年後腰圍增加至九二cm，身高一七六・七cm還算高，但體重卻有八七・五kg，減肥前腰圍為九七cm，快要破一公尺大關。

目前是公務員，但以前自己經營中華料理店，中華料理炒的食物多，要用很多食用油做菜，試吃或許也是胖的理由之一。更有甚者，目前的工作也是做料理，經常被一大堆食物包圍，雖有意減肥，但常會不經意的吃東西。

由於肥胖的關係，在健康檢查中被指出有血糖及脂肪肝，二年中連續接受檢查，且以前便被警告血壓高，心想必須在因心肌梗塞而倒下前減肥，於是去拜訪池園醫師。

在實行耳針留置、吃中藥，喝豆漿加Sojamalt後，身體感到有點累，從前旺盛的食慾也不再有，如今只吃一餐便覺得飽。

從去年九月開始每週減五公斤。以前自己節食時都會有強烈的飢餓感，只能瘦二公斤，如今一下便瘦了五公斤，真是令我又驚又喜。

之後每二週到池園醫師那兒去一次，每一次測量體重便少二公斤，基本上一個月可減四公斤。

飲食嚴格限制脂肪，剛開始二個月中過去每天要喝三杯的日本酒也須禁止。據說有些人扎入耳針後會討厭油膩物，不想喝酒，但我雖然不太想吃油膩物，反而喜歡清淡食物，但還是可以喝酒，因此二個月中都是靠著自己的意志力不喝酒。

但是過年時喝酒過多，也趁機多吃了一些，從年底到正月之間體重完全未減輕。雖然扎耳針，喝豆漿加Sojamalt會有飽脹感，但真的要吃也不是吃不下，喝酒麻痺了自制心，忘了正在減肥中，得不到效果。

我由於工作上的關係採取「晚餐斷食法」。也就是晚餐只吃中藥、豆漿加Sojamalt，早餐和午餐吃一般清淡食物。這項減肥法由正月開始實施後，體重再次減輕。

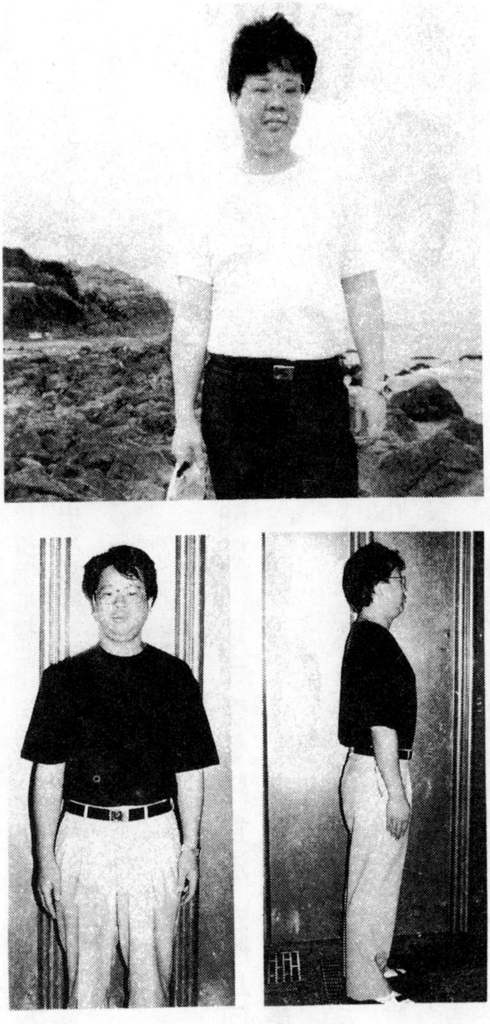

治療前
↓
治療後

到了三月時終於降至七〇公斤，減了十七公斤，連我自己也覺得太好了。以前只要稍微動一下便覺得很疲勞，現在再怎麽活動也不會感到疲勞，這樣的不同令人驚訝。

在治療結束時曾測定血糖質，雖然在治療前血糖高，可說是糖尿病後備軍，但現在已下降至正常範圍。當然肝功能的檢查也不再出現異常，不用擔心脂肪肝。

現在我每天喝二杯日本酒，不過喝酒後三小時才睡。

68・5kg（身高一六三cm）↓56kg 以「晚餐斷食法」阻止回胖

東京都・松山惠美・36歲

我高中時體重六二公斤，畢業後五八～六〇公斤，自以為即使胖也胖不到那裡去。

我一下子胖起來是在前年八月以後，由於被調到新的部門工作，環境有很大的變化，為了新工作及人際關係而感到心焦，每天晚餐後便吃蛋糕和仙貝，不吃的話便無法穩定心情。

量體重後才發現已七〇公斤，制服太緊，腰穿不下，同事及家人都說「是不是胖了」，連自己也知道體重是明顯增加了。

了解之所以在晚餐後吃零食的原因後，便停止吃蛋糕而改喝水，試著以吃蛋來節食，但沒什麼效果，肚子一餓便心焦，晚上也睡不著。

之後雖已熟悉工作環境，但晚餐後吃零食已養成習慣，戒也戒不掉，體重無法減輕。一下子便可吃掉二、三個蛋糕，連自己都討厭自己，難免心情暗淡。

從電視上得知有種不會產生飢餓感的減肥法，便在去年五月拜訪池園醫師。我的肥胖度為正二一％，醫師告訴我「只要稍加努力很快便可瘦下來」。

於是便開始進行耳針、中藥、豆漿加Sojamalt的減肥，但剛開始二、三天覺得很辛苦，會產生嘔吐感或頭暈目眩，於是便慌張的打電話給池園醫師，他告訴我「這就是有效的證據，稍微忍耐一下就好了」。事實上，到了第四天左右便開始穩定下來。

我採取「晚餐斷食法」在公司下班前一個小時喝豆漿加Sojamalt，晚餐什麼都不吃便睡覺，蛋白質等必須的營養素則在早餐時攝取，結果並未因飢餓感所苦。

或許是耳針發揮了效果吧！我變得不想吃甜食及油膩物，改而喜歡吃和食，以前沒有自信是否能戒掉晚餐後的蛋糕，現在也戒掉了。

只不過恬淡禁慾的生活過了一週之久，難免會累積壓力，因爲星期六、星期日要開戒，愛吃什麼就吃什麼。話雖如此，但也不是胡亂進食，只是比平常多吃一些。

體重在三個月內便減輕十二公斤，真的是身輕如燕，以前太緊的制服現在也可以穿了，還準備將制服改小一點，這引起了同事的羨慕。

我可能是怕壓力的一群，稍不如意便不知不覺想吃東西。減肥後雖然很小心的維持體重，但二個月後量體重時增加了一公斤。

我立刻實施ＮＯＲ式回胖防止法。喝豆漿加Sojamalt代替晚餐，隔一小時後喝第二次，當天晚上什麼都不吃便就寢，這樣實施二天。也許讀者認為什麼都不吃便就寢很難受，但由於三個月的減肥時期都是如此做，因此不會覺得痛苦。

如此便減掉了一公斤，現在維持治療結束時的體重五六公斤，不過我還想再減二公斤，以便更接近適當體重……。

65・5kg（身高一六六cm）↓57・5kg 洋裝由11號改穿為9號

埼玉縣・星川尤里子・25歲

由於上班要花九〇分之久，所以我的生活是早上五點四十五分吃早餐、晚上九點過後才回家吃晚餐，十一點便就寢。僅上下班便已囤積壓力，回家後肚子餓得扁扁的，便吃許多東西，若未吃便心焦而不易入睡。

在公司吃午餐，三點左右為午茶時間，但因離晚餐還很久，心想要使自己容易挨餓，於是便吃得比別人多一點。晚餐也是吃得飽飽的，不到二小時便就寢，若不早點睡的話隔天早上便爬不起來。

就這樣，在進入目前的公司工作後便胖了七、八公斤，以前的洋裝變得太緊，新的洋裝必須是十一號才能穿。由於肥胖度不到正一〇%，仍屬一般適當體重範圍內，但還想回復原先的體重。

此外，或許是忽然胖起來的緣故，血液中膽固醇稍微高了些，這也是我想減肥的動機之一。

剛開始為了選何種減肥法而迷惑，朋友說美容療法最好，但經濟狀況不許可，也曾想過自己減肥，卻非處於一個人努力便能減肥的環境。

心想也有膽固醇高的毛病，還是找醫生較好，但找遍了各種醫生，卻只告訴我「不要吃東西」，沒有人敎我應如何減肥。

之後，媽媽從電視上得知NOR式減肥法，告訴了我。這是醫生開發的新減肥法，且離我上班地方不遠，於是便過去看看。

從去年六月開始實施NOR式減肥法，不知是因限制飲食還是吃中藥的關係，剛開始的一週內總覺得累。但耳針及Sojamalt的效果很好，使我不想吃甜食，也幾乎不會感到飢餓感。

下班前在公司泡豆漿加Sojamalt喝，花了九〇分回到家後也不會覺得肚子餓，吃不到以前一半的食量就飽了。

以我的肥胖度來說不可能一下子就瘦，但二個月後同事卻問我「怎麼了？你在節食嗎？」我自以為體重減輕，但外表沒有改變，想不到別人都看得出來，很明顯的是變苗條了。

我三個半月減了八公斤，為了試一試便拿出以前穿的洋裝試穿，結果相當合身。為了慶祝一番便買了件流行的連身裙，當然是九號的。

此外治療結束前做了血液檢查，醫生告訴我「沒有異常」，血中膽固醇值也下降了。

此外醫生還教我一種叫「晚餐斷食法」的回胖防止法，雖然我一次也沒有實施，但從今以後便可自己控制體重了。

或許減肥後自己有了一點自信，我變得「開朗」「生氣蓬勃」，男同事的約會，以前不太多，現在也增加了，有戀愛的預感……。

101kg（身高一八五cm）↓89kg　肚子消下去了、脂肪肝也改善了

千葉縣・山下利則・40歲（牙科醫師）

我進大學時身高一八五公分，體重八〇公斤。大學時期開始發胖，我想這可能是因不再運動，且喜歡吃甜食而常吃的緣故。

結束實習自己開業後，因為也有壓力，變得很會吃，體重增加了五公斤，成為九〇公斤。當時自己並無「肥胖」的認識，自以為飲食上稍加控制，這五公斤很快便可減掉。

但想不到結婚後胖了五公斤，戒煙後又胖了五公斤，當慢慢增加到一〇一・二公斤時，我深受打擊。我深知體重變得如此重想控制也很困難。

想想以前確實是吃得多、喝得多，有時叫了四、五人份的烤肉，一邊喝啤酒一邊吃。又有時太太說菜煮得太多，不要留下把它吃光。睡前也常吃零食。

超過一〇〇kg後，晚餐只吃蔬菜，酒也戒掉了，但維持不了多久，體重也未減輕。

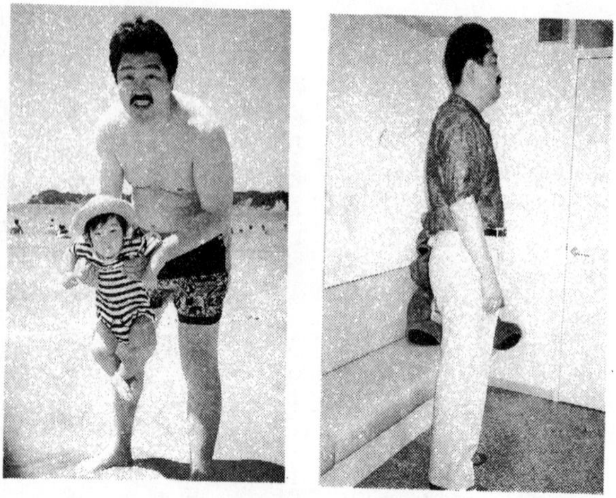

治療前➡治療後

由於擔心便去做了健康檢查，結果肝功能出現異常，被指出疑似脂肪肝，血中膽固醇、中性脂肪值也很高，心想事態嚴重，於是去找池園醫師。

於是便開始實施耳針留置法、吃中藥、喝豆漿加Sojamalt的減肥法，說實說剛開始的一個禮拜相當辛苦……。身體感到疲累、沒有精神。白天、工作中不在意，但到了晚上便產生飢餓感，視線難免轉向冰箱，因此早早便就寢了。

但二週後身體的疲勞感消失，也有了精神，晚上也不再有飢餓感，可以用功了。

至於減肥方面，剛開始一個月可減八公斤，心想這樣二個月便可減至大學時代的體重了，但不久減肥速度變慢，二個多月才減十二公斤。目前也是每三個月到池園醫師那裡一躺，正在減肥中。

在體重減至九〇公斤時接受檢查，發現肝功能幾乎恢復正常。毫無疑問的，存在肝臟中多餘的中性脂肪減少了。

我清楚的知道肥胖是各種成人病之源，但年輕時缺乏真實感受，自以為沒問題，我也不例外，直到被實際指出肝功能異常時才感到慌張。我常指導患者「在患牙周病之前要好好刷牙」，但自己卻無法做到預防成人病，也就是無法防止肥胖，真是慚愧。

現在像相撲手一般突出的肚子己經平坦了。患者們在背地裡叫我「相撲手醫生」，對於他們以後會改取何種綽號，我很感興趣。

67・5kg（身高一五九cm）→52・6kg　減肥後膝蓋痛消失了

東京都・江間雅子・39歲

我從小就胖，是所謂的肥胖兒。小學時穿不下一般的成衣，須訂製才行。

因為工作的關係（乾洗店），早晨早起，早餐幾乎不吃，中午主要吃魚配飯，晚上吃麵類或通心麵。一天吃二餐，份量並不多，想不到會胖，可能是自小就胖，且脂肪細胞多，是容易肥胖的類型。

不過我喜歡吃甜食、常吃糕點，咖啡中也加入大量的糖，常喝果汁及牛奶。或許是肥胖的關係，去年開始右邊的膝蓋便出現疼痛，因此工作很吃力，連趣味活動旅行也不太如意。接著在健康檢查中檢出尿中有糖，再做複檢後被指出雖還不算糖尿病，但血糖值高。

膝蓋痛、血糖值高皆肇因於肥胖，因此心想無論如何要減掉一〇公斤，因此來到池園醫師的研究所。

實施耳針留置法後，早上吃中藥、喝豆漿加Sojamalt，中午用餐前只吃中藥，之後按以前方式吃和食，晚餐吃中藥，喝豆漿加Sojamalt，飲食量減為過去的一半。雖然不會有飢餓感，但總覺得吃得不過癮。

咖啡改為無糖，洗過澡後的牛奶也停止不喝，因此總覺得嘴邊空虛，很早便就寢了。

減肥並不太痛苦，剛開始一個月便減了五公斤、膝蓋痛也不再發生，也可以出去旅行。旅行時也帶著豆漿粉及Sojamalt，將其泡在開水中喝，旅館所供應的美食留下了一半以上。

我以五五・三公斤為目標開始減肥，但治療結束時竟減到五二・六kg。飲食方面也加以抑制，以前明明吃飽了，卻因留下可惜而將其吃光，看到美食也立即出手，這些習慣現在都加以控制。

以前所擔心的血糖值也下降了。我想若按照以前的方式繼續吃下去，終究會成為糖尿病患者，藉著減肥可防患糖尿病於未然。當然今後若因暴飲暴食而再次肥胖的話，還是有患糖尿病的可能，因此要注意不要再度變胖。

尤其我是屬於稍微掉以輕心便會肥胖的人，因此池園醫師告訴我必須嚴格自我管理。我的朋友中也有人說：「與其忍不住吃美食而長生，不如放棄長生，愛吃多少吃多少，吃很飽飽的才是幸福。」

但若是因肥胖而罹患成人病的話，便不能說這種風涼話了。

我雖只是膝痛及輕微的尿糖，但我所認識的人中也有因糖尿病而失明者，或因高血壓造成腦中風而手腳不便者。在變成這種情形前能減肥，我實是太僥倖了。我在三年前結束治療，由於醫師曾教我回胖防止法，因此現在體重仍維持五十三公斤。

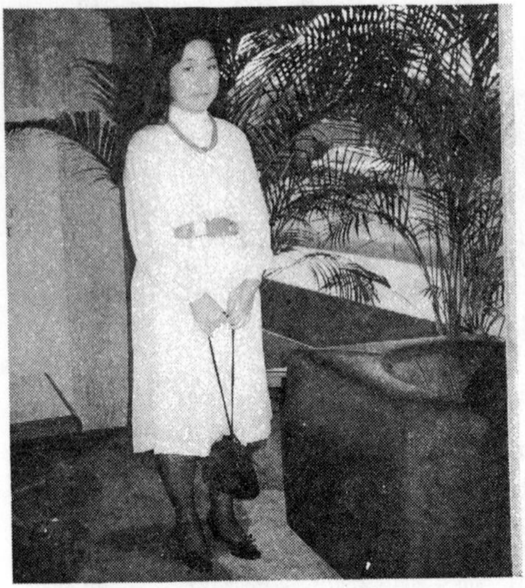

治療前

↓

治療後

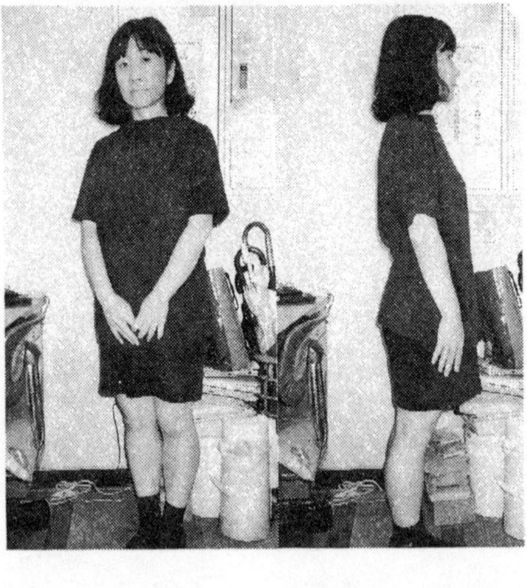

112kg（身高一六八cm）→72kg　肥胖兒的暗淡人生變光明

東京都・森田敏男・二二歲

我從小學就胖，五年級時已有六五公斤，中學時曾降至四九公斤，但之後又漸漸發胖，最後終於胖到身高一六八cm而體重竟超過一〇〇公斤。

小學、中學時因為是肥胖兒，經常被同學笑，感到相當痛苦。中學時變得討厭上學，也曾長期休息。

我知道自己為何會胖，因為食慾太大了，早餐即使吃了三大碗飯，還是可以再吃，於是又吃甜食。柳橙汁、可樂等都是拿一公升大瓶裝大口大口的喝。

本想控制食慾以求瘦身，但也有反正怎樣也不會瘦……這樣的自暴自棄感，對貪得無厭的食慾停都停不住。不錯，當時我沒有朋友，吃是唯一的樂趣。

母親感到很擔心，勸我到池園醫師那裡減肥。我想既然胖到這樣反正瘦身無望，但看在母親的面子上，還是去拜訪了池園醫師。

檢查結果令我嚇一跳，我的GOT四七、GOT一一七、尿酸值一二、總膽固醇為二四四，而正常值分別為四〇、四五、七•九、二二〇，尤其是GPT及尿酸值異常的高，被懷疑有脂肪肝。我被告知如此下去可能會罹患痛風，心想非認真著手減肥不可。

我總認為不知腦中何處壞了，即使吃再多也吃不飽，不知原因何在？但池園醫師檢查結果，認為是控制食慾的中樞並無異常。

之後開始實施耳針留置、喝豆漿加Sojamalt、吃中藥的減肥法，雖然飲食量改為二分之一到三分之一，但並不會感到飢餓感，真是不可思議。只不過剛開始時身體會感到有點無力感。

我每週到池園醫師那裡一次，量了體重後確實每二週減二公斤。由於我缺乏耐性，做任何事經常都會半途而廢，但因減肥法減去了二公斤，使我更樂於每二週量一次體重，這種期待感使我無法中途而廢。

飲食為每天吃一碗飯，最喜歡的蛋白質或肉類不吃，以納豆、南瓜、海澡類為中心，當然果汁、可樂也停止不喝。熟知我暴飲暴食習性的妹妹不停的說：「真是難以相信」，但最不敢相信的是我自己。

剛開始治療時是一九九三年七月，一九九四年二月已降至八五•五公斤，但仍算是肥胖

腹部斷層X光照片的變化

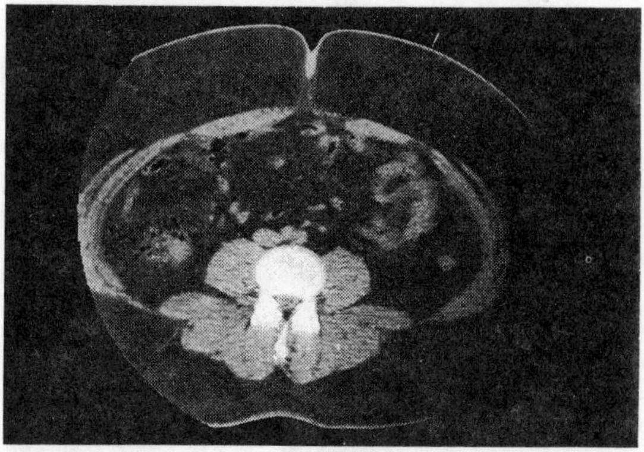

治療前

↓

治療後

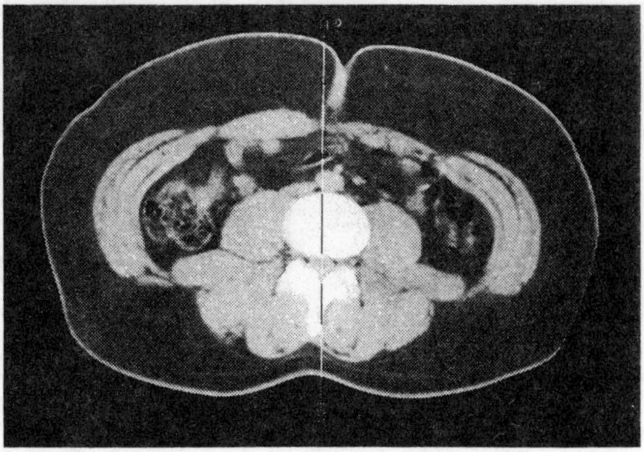

，之後也持續減肥。漸漸的減肥速度變慢，雖然費時，但到了今年四月終於減至七二公斤。

池園醫師、母親、妹妹都鼓勵我說：「做得好。」減肥既不辛苦也不痛苦，但有完成某件事的成就感，無意中對自己產生自信，感到人生也變光明了。

附帶說明一點，我的GOT、GPT、總膽固醇已回復到正常範圍，尿酸值雖然仍高，但已大幅下降。

註：在上頁的斷層X光照片中，治療前的照片左右有不自然的缺漏，這是由於太胖，超出了斷層X光照片的範圍。

第七章

Q&A 配合你的生活、併發症實施減肥

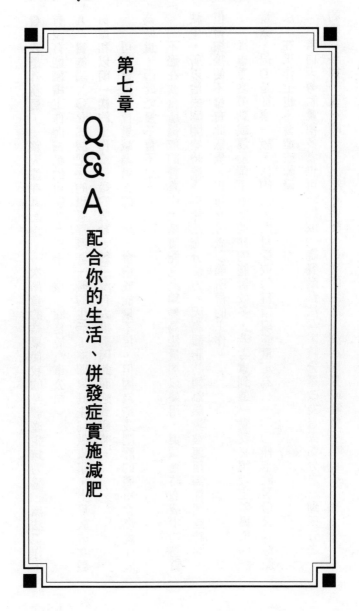

Q 我是外務員，一整天都在外面跑。一次節食的結果使我的身體產生無力感，無法工作，有沒有能繼續工作而減肥的可能？（三十二歲、服務於汽車公司）

A 實施過NOR式減肥法的患者都過著一般的生活，亦即家庭主婦做家事，上班族或女職員做和以前一樣的工作或輕微的勞動，幾乎沒有人投訴因此而感到疲勞。

可能會以為食量減為過去的一半，會造成能量不足，但因為造成肥胖的體重會燃燒而成為能量，因此能量不會不足。

不過在飲食所攝取的營養中，糖質能立刻轉變為能量加以使用，但減肥時血液中的糖質減少，所以治療剛開始時總覺得無法充分使力。因為體脂肪轉為熱量被運用需耗費些時間，但習慣後便不會有此感覺，也可充分做以前所做的工作。

從事重度勞動或運動選手等所消耗的能量較多，若考慮到這一點就必須設定所攝取的能量數，但若是從事一般工作的人，則可採取每日攝取能量定為一一〇〇仟卡的NOR式減肥法，在工作上也不會造成障礙。

若白天勞動量稍多者也可以採取「晚餐斷食法」，將分量改為過去二分之一到三分之一的晚餐停掉，改在隔天早上吃。要配合患者的生活，決定早餐或晚餐不吃。

Q　我是酒吧女老闆，聽說酒精對減肥不好，但是，由於工作所需仍照喝不誤。此外，回家後已是深夜，起床也已是中午以後，很難做到規律正常的生活或飲食……。（三八歲，酒吧經營者）。

A　遇到與一般生活節奏不同者，便指導他適合其模式的飲食療法。

例如：若是早餐、午餐一起吃，六點左右吃晚餐，十二點左右吃宵夜者，便配合其方式改變NOR式減肥法的飲食模式。將一般的早餐模式改為晚餐使用。早餐、午餐一起吃的人在喝過豆漿加Sojamalt後便吃普通飲食（過去的二分之一～三分之二），工作前要吃的晚餐則要吃稍多一點的一般飲食，宵夜則只喝豆漿加Sojamalt。

減肥中最重要的是酒精類一律不准喝，因為其工作是要勸客人喝酒，所以當客人說「老闆你也喝一杯時」，要拒絕須有相當的勇氣。

我也曾指導過經營酒吧的女性實施NOR式減肥法。我指導她們向人說：「肝臟不好，醫生禁止我喝酒。」做為不喝酒的理由。因為大多數酒客都會擔心「肝臟」，所以老闆娘如此說後大都不會再勸酒。

由於怕真的什麼都不喝會掃客人的興，所以也有的人以烏龍茶加水，喝「烏龍茶泡水」

和客人周旋。因為烏龍茶加水和雙份威士忌的顏色濃度相同。

前面提過酒精為何會成為減肥大敵，因為①酒精卡路里出乎意料的高，②酒精會使食慾亢進，抵銷NOR式減肥法所得到的飽脹效果，③酒精使精神鬆懈，一不小心便會飲食過量，④下酒菜多油膩、鹹、辣。

此外，晚上工作，上床大多是隔天凌晨一～三點的人佔大多數。店裡結束營養後陪客人吃壽司、拉麵的機會多也是一大問題，因為就寢前二時內所吃的食物會全部堆積成為脂肪細胞。

NOR式減肥法要柱之一——耳針留置法，也具有使一部分人不想喝酒的效果，也有人會感到想吐或真的吐出來。但效果會因個人而異，也有人想戒酒卻戒不掉，對這種人便要開給他不可喝酒的藥，有時也會讓他服用cyanc mide。

Q 我是個護士，肥胖度達正三〇%。雖然我的立場是要告訴患者成為成人病的原因，要注意，但若自己胖的話，便沒有說服力了。我要上夜班，是否注意某些事項便可減肥呢？（二十九歲、服務於醫院）

Ａ、我知道有護士以ＮＯＲ式減肥法減了二〇公斤。在病房服務的護士一般都要值日班、小夜班，無法適用一般的飲食模式。

　對值夜班的護士而言，最大的樂趣便是深夜值勤中「喝茶」。這時大多會順便拿出患者送的甜食，這可消除值勤的疲勞，成為活力。但深夜吃甜食是無法減肥的。

　在這裡，若是護士的話，可將Sojamalt粉末和豆漿源混和，帶至醫院，在「喝茶」時間中喝，避免隨手拿甜食來吃。該護士很喜歡吃甜食，一下子便吃完別人三倍之多的甜食。她肥胖的程度連護士長都忍不住對她說：「這樣當外科護士能勝任嗎？」

　她過去也試過種種減肥法，但皆告失敗，她心灰意冷的想：「我是無法瘦的。」但自從實施ＮＯＲ式減肥法後，連最想吃的甜食也不再想吃了，心想：「這樣或許就能減肥了……」。

　她每值完夜班回家後，馬上洗澡準備就寢，但上床之前還吃很多東西。前面提過，就寢前二個小時內所吃的東西，全部會成為脂肪被囤積起來，這也是她肥胖的原因之一。在此我指導她回家後吃中藥、喝豆漿加Sojamalt，其他食物一概不能吃，若一定非吃不可，就改吃涼粉、蒟蒻、生魚片等零卡路里的食品。

減肥後她不太會流汗，也不再因大腿摩擦而痛，以前沈重的步伐如今已可輕鬆行走，比什麼都令她高興的是，洋裝尺寸已由LLL改為L，能穿下時髦的衣服。

因此，只要有心減肥必定可以瘦的。

Q 我須上早班及晚班，生活不規律。此外由於一人服勤，無法離開工作場所，這樣可以減肥嗎？（二十八歲、職員）

A 例如，有一個服務於車站內售物亭的例子。以NOR式減肥法而瘦的患者中，也有在車站內售物亭工作的女性。

由於她是一個人服勤，連上廁所離開一下都不行。而且由於上班時可打個盹，到了第二天早上才回家的晚班模式，與早上上班晚上回家的日班模式相輪替，因此無法適用於NOR式減肥法的服藥、飲食模式。

在這裡我指導他依不同上班時間改變服藥法、豆漿加Sojamalt飲用法及飲食的順序。也就是進行早班用、晚班用的二種減肥法。

早班用的方法和NOR式減肥法的服藥、飲食模式相同，亦即早上吃中藥、喝豆漿加Sojamalt，中午吃中藥及清淡的和食、晚上吃中藥、喝豆漿加Sojamalt及一般飲食（過去飲食的二分之一到三分之一）。上晚班時則是早、午餐一起解決，吃中藥、喝豆漿加Sojamalt及清淡的和食，傍晚時吃中藥及一般飲食（過去飲食的二分之一到三分之一量）、晚上則吃中藥、喝豆漿加Sojamalt。

她很實在的實施這種減肥法，最後減肥成功。最令她感到高興的是不再發生腰痛的情形。在車站售物亭工作時常要搬起一大堆報紙，或搬運一整箱罐裝咖啡等重物，此外還須長時間站立。肥胖再加上做粗重工作，容易使腰承受過重的負擔。

隨著體重的減輕，腰痛的情形不再發生，但也不會有「肚子過餓使不出力來」的情形，仍可做粗重工作。

至於因工作關係而使飲食時間不一致，這是沒辦法的事；但雖有偏差，每天還是幾乎在同一時間吃三餐。因為NOR式減肥法可配合個人飲食模式加以應用，所以可以一邊做和過去一樣的工作，一邊減肥。

Q　我是嘴饞的一型，聽說NOR式減肥法不必吃太多，便能產生飽脹感，但是否有效呢？

（三十三歲、家庭主婦）

A　前面提過耳針留置法、豆漿加Sojamalt、中藥，是NOR式減肥法三大柱，即使用餐量只是過去的二分之一，也可以得到充分的滿足感。

在這當中大約有三〇%的患者會產生非常強烈的飽脹感。有些患者從治療第二天開始，就像害喜一樣產生嘔吐感，從前是個嘴饞的人，現在根本吃不下東西，因而嚇一跳，打電話給我。

這種變化便是治療效果明顯出現的證據，我告訴他若你害怕的話，就稍微減弱治療效果如何？但他卻希望持續下去。

我勸他即使沒有食慾，也務必要喝豆漿加Sojamalt，並多喝茶，二週後他到醫院來，體重比剛開始治療時少了七公斤。

他的血壓、尿液、血液檢查結果都正常，但覺得減肥速度過快，所以採取減慢速度的處置。之後這位患者的食慾恢復，減肥也順利進行。

「有效過度」這種說法也許太誇張，但像這位患者這樣出現如此強烈效果，則是常有的事。

Q 我的體重超過一〇〇公斤。去找肥胖專業醫師協談後，他告訴我：「你是重度肥胖，不住院很難治療。」但我希望可以不住院便能減肥。（二十九歲、幫忙家事）

A 所謂重度肥胖是指肥胖度正一〇〇%以上，或超過標準體重四五公斤以上。這種情形看門診治療有困難，須住院做VLCD（以超低卡路里進行半飢餓療法）的適應治療。

其實在實施NOR式減肥法的患者中，有位女性體重超過一二〇公斤，她的肥胖度應做VLCD的適應療法，但這位患者卻要求「要看門診治療，花長一點的時間也無妨」，於是便進行NOR式減肥法。

這位患者住在靜岡縣松濱，搭乘新幹線來到本研究所，剛開始時很辛苦，因為臀部怎麼樣也擠不進新幹線的座位中，須左右搖晃，好不容易才能坐下。下車時臀部還須斜向通過扶手之間才能站起來。

治療開始後減肥速度相當耀眼，剛開始的兩週便減了九公斤，一個月便減了十五公斤，最後減輕為六二公斤。

其實在她減掉三十公斤左右時，我便要她兼做輕微的運動。在NOR式減肥法中，並未勸患者在治療剛開始時做運動，因爲靠運動所消耗的熱量出乎意外的少，而且運動後會出現強烈的飢餓感。但是，像這位患者必須減掉將近六〇公斤的體重，為了防止肌肉組織減弱不得不做運動。

我們知道運動可使肌肉發達，但減肥中並不適合做激烈運動，最佳運動是快步走，其次是輕微的慢跑。我建議這位患者不要只開車上班，改為走路或開車上班，晚上到附近的學校校園做輕微的慢跑。

Q 我的肥胖度為正七〇％，醫生勸我住院做ＶＬＣＤ減肥法。住院是沒有問題，但不知ＶＬＣＤ是否安全？此外，是否會回胖。（三十歲、家庭主婦）

A ＶＬＣＤ就是Very low calory diet，也就是低卡路里飲食的簡稱。將每天所攝取的能量抑制六〇〇仟卡以下，在日本又稱之為半飢餓療法。

ＶＬＣＤ於二十四、五年前在美國被稱之為「液體蛋白減肥食品」，為三〇〇～四〇〇仟卡的食品，曾經大大流行過。但是實行這項減肥法中有很多猝死，死亡人數超過六〇人以上而引起大騷動，使「液體蛋白減肥食品」走下坡。

猝死的原因多為心脈不整。調查結果發現所使用的蛋白質在營養學上並非良質蛋白質，必須胺基酸極端的不足。之後開發出含有蛋白質、糖質、維他命、礦物質的VLCD，使用安全的食品。

以VLCD減肥，每天所攝取的能量僅二四〇～四〇〇仟卡（含蛋白質四五～七〇g）。既然所攝取能量大幅加以限制，原則上便住院在醫師管理下實施。

依據報告一個月可減七公斤，三個月可成功減掉二〇公斤。雖然不會像過去那樣出現猝死的情形，但會有脫毛、目眩、指甲變形等併發症，所以一般認為治療應在三個月內為限。

VLCD為液體飲料，入院治療中全靠它度日，因而失去吃固體食物的自然飲食習慣，所以很多人在出院後因可以自由飲食，而再次回到肥胖狀態。

NOR式減肥法一天以一一〇〇仟卡為目標，因是在門診部接受治療，患者本身可選擇適合減肥的食品，自己學會烹調，可切身養成正確習慣，因此回胖的人少之又少。

Q　聽說像我這種從小就胖的人很難減肥，真的嗎？（二十二歲、學生）

A　脂肪組織的增加有二種情形：第一種是一個一個的脂肪細胞肥大，第二種是脂肪細胞數目增加。小孩時期便胖的人大多是屬於後者，成人後才胖的人則大多數是屬於前者。

據推測，成人的脂肪細胞數有一〇〇〇億個，一個細胞大約有一〇〇～一二〇微米（一微米為一〇〇〇分之一毫米）。脂肪細胞大的話將會變成十～二十倍大。

的確，從小便胖的人是屬於脂肪細胞增加的類型，減肥速度會較慢，因為從衆多脂肪細胞中游離出中性脂肪須耗點時間，但只是多費些時間而已，但認真實行NOR式減肥法的話還是可以減肥。

即使是脂肪細胞肥大的成人型肥胖也不可掉以輕心。若脂肪細胞中所囤積的中性脂肪爆滿（平均脂肪含有量一•二微克／細胞），脂肪細胞數將會增加。若肥胖度超過正七〇％、脂肪細胞數會增加，因此在肥胖度達到正七〇％前就要減肥，這是很重要的。

Q 肥胖治療健保似乎不給付，聽說依不同的肥胖類型，有的可以保險治療。是何種類型？（三十歲、服務於經理事務所）

A 雖然我認為肥胖是一種病，但在日本還未被公認，因此做肥胖治療健康保險並不給付，真是遺憾。

但只有重度肥胖、施行外科手術療法的人被列為健康保險的對象。不過這種外科手術療法不是每家醫院皆可施行，目前只有栃木縣厚生連石橋綜合醫院肥胖中心有受理這種手術。

這種手術又叫胃縮小手術，將胃袋縫小。通常手術之前要以ＶＬＣＤ療法減把一〇公斤左右，再做全身痲痺進行手術。方法雖有幾種，但多是將胃袋縫小為約三十毫升左右的容量，再練習適合這種胃袋的飲食法。大約須住院一個月以上。

胃縮小手術最大的優點不只是能使體重大幅減少，還可以維持減肥後的體重。肥胖者大多意志力薄弱，很難維持減肥後的體重，但藉著胃縮小手術改小胃容量，一次吃得不多，等於強制性維持體重。

曾接受這種胃縮小手術的患者出席日本肥胖治療研究會，當場發表其體驗。該患者說：「吃拉麵時先喝湯，接著才吃麵，到目前為止都順利通過胃，但，只有竹筍既無法進入也無法通過胃袋，全都到廁所去吐了出來。」

手術後無法再回到一般的飲食生活，可見胃縮小手術的對象是重度肥胖者，且試過其他減肥法都失敗，不得已才採取此手段。

ＮＯＲ式減肥法亦不列入健保範圍，治療期間雖各有不同，但包括各項檢查費、處理、Sojamalt或中藥的費用，二個月約十萬日元。

Q 有以NOR式減肥法減肥卻無效的例子嗎?是怎樣的例子。(二十九歲、醫生)

A 由於飽脹感、飢餓感的控制中樞位於腦視丘下部,萬一這個視丘下部異常,即使實施NOR式減肥法也不會出現飽脹感。結果會因飢餓感而大吃,得不到減肥的效果。

其中有一個例子是一位三十六歲的主婦,她的血液檢查、心電圖、尿液檢查皆在正常範圍內,於是開始實施耳針法、喝豆漿加Sojamalt、吃中藥,但卻得不到飽脹感,將食量減至過去的二分之一,做起來有困難。好不容易才減了七公斤左右,但之後經過六個月仍無法減到八公斤。

我勸她吃植物纖維多、卡路里少的食品,但她眼前經常會閃過食物的影子,腦中所想的亦離不開食物。

因此幫她做頭部掃描(電腦斷層攝影),結果發現在叫做透明中隔的部位出現袋狀病變(透明中隔水腫),其兩側有視丘下部的飽脹中樞,故認為因病變而使飽脹中樞無法正常運作,無法產生飽脹感。

在此我嘗試進行和適用於重度肥胖的胃縮小手術相類似的「胃內氣球法」。這是在胃中置入氣球,並使其膨脹以縮小胃內容積的治療。在丹麥等歐州地區,很多人施行這種治療。

我和患者商量後由丹麥進口這種氣球，其插入法和胃內視鏡相同。氣球灌氣後形成橄欖球狀，氣球的內容為空氣，以和單車灌氣相同的手法灌入四〇〇毫升的空氣，再把幫浦的尖端在胃中卸下。

將氣球插入後拍攝腹部剖面圖，圖中黑影的部份便是在胃部脹大的氣球。

我指示她第一個禮拜吃流質食物，第二個禮拜吃軟質食物，第三個禮拜便可吃一般食物。剛開始兩個禮拜，上腹部會有被壓抑之感，食慾減少，只吃少量食物便可產生飽脹感，可減掉二公斤。但進入第三週後上腹部抑制感消失，也不會產生飽脹感。

我想可能是氣球漏氣，便拍張腹部剖面圖看看，發現空氣仍十分充足，因為之後也不會產生飽脹感，無法減肥，於是在第四個月時以胃鏡刺破氣球，從胃中取出。

飽脹中樞產生障礙時，即使使用NOR式減肥法或胃內氣球，也無法產生飽脹感，要減肥可說是相當困難。

還有一個例子是三十二歲的主婦，初診時由丈夫帶來，對治療法的疑問也是由丈夫發言、作記錄，是一對「由丈夫主宰的夫婦」。她的肥胖度為正十五％，對能否實施NOR式減肥法也有疑問，但因丈夫強烈的希望，於是說「我試個二、三次看看吧！」就此開始減肥。

第二次也是夫婦倆一起來，丈夫說「完全未產生飽脹感」，我改問患者本人，太太只是笑而不語。因此我將先生請出外面，偷偷問患者。她說：「我根本不想瘦，是那個人強迫我的」，我這才知道是因對丈夫強烈的反抗心所致。

原來丈夫異常的積極性，執著性成為治療的障礙。因為飽脹中樞受更上位的大腦指揮、統御，若患者本人無減肥意願，即使使用耳針法、喝豆漿加Sojamalt，也無法對飽脹中樞起作用。

本研究所也常有半好玩心態，無多大減肥意願的患者前來，有的患者看兩三回門診便不再來，雖然費用照收，但對患者而言是浪費了金錢，對我來說也因無法好好治療而感到遺憾，因此還是等患者十分確定自己的減肥意願才來找我。

Q　我有糖尿病，在這之前也接受過幾次減肥指導，但還是無法瘦。目前正服用一種叫Daonil的降血糖藥，可以減肥嗎？（四十四歲、公司職員）

A　糖尿病患者若持續高血糖只怕會引起各種併發症（參考四十九頁）。糖尿病可分為胰島素依存型及胰島素非依存型，肥胖較易併發的是後者。

胰島素非依存型糖尿病初期時多無症狀，但隨著病情進展便會出現尿量增多，排尿次數增加、口渴、喝多、身體容易疲勞、皮膚容易化膿等症狀。這種類型的糖尿病可藉著減肥改善症狀。

此外，胰島素依存型糖尿病並非肥胖治療的對象。

血糖會依飲食而改變，飲食後血糖會上昇，經過一段時間便降至固定量。服用口服降血糖糖尿病藥（Daonil等）需考慮飲食量、運動量來決定份量。因此若一邊服藥一邊任意節食，恐怕會使血糖過度下降。

NOR式減肥法的指導中，將口服糖尿病藥的時間挪後，不會引起低血糖，可安全減肥。有不少患者在減肥時血糖會跟著下降，可以不必再吃藥，但到那個階段可以停止吃藥，須由定期的檢查結果判定。

Q　在健康檢查中檢出尿糖，經過精密檢查後，被告知為糖尿病預備軍，醫生說減肥便可改善……。（四十歲、家庭主婦）

A　糖尿病的精密檢查是讓患者喝過甜水後二小時，採取數次血液或尿液做血糖測定。正確的說法是葡萄糖負荷試驗。

檢查的前一晚禁止吃任何東西，必須空腹到醫院來。首先在空腹的情況下檢查血糖，之後再檢查喝了糖水後一小時與二小時的血糖值。按檢出的血糖值可分為正常型、糖尿病型、境界型。

所謂的糖尿病預備軍指的便是血糖值較正常型高，但比糖尿病型低的境界型，有變成糖尿病的可能性。

糖尿病是胰臟分泌的胰島素不足，功能惡化所產生的疾病。胰島素是形成肥胖的原因之一，血中胰島素過高會形成高胰島素血症。事實上，血液中胰島素多會促進脂肪組織內的脂肪合成，使脂肪囤積形成肥胖。

若高胰島素血症持續下去，對脂肪細胞的胰島素感受性會下降，胰臟便會分泌大量的胰島素。檢查肥胖者常會發現不只血糖值高，連血中胰島素值也高，原因便在此。

胰島素作用於肌肉或脂肪細胞時，肌肉或脂肪細胞有承受胰島素的部分，稱之為胰島素受容體。在最近的研究中得知，肥胖度及血中胰島素濃度高的話，胰島素受容體的數目便會減少。換句話說，隨著肥胖度的增高，胰島素功能將惡化，患糖尿病的危險便增高。

但若在糖尿病預備軍的階段便減肥，血中的胰島素分泌量會減少，而且胰島素受容體也會停止減少。

Q　目前正在吃高血壓的藥，聽說減肥後血壓會下降，但一邊吃藥一邊減肥沒問題嗎？（五十歲、經營西服店）

A　所謂高血壓是指最高血壓一六〇以上，或最低血壓九五以上的任一種情況。高血壓雖然也常是無症狀，但有時早上醒來時會覺得頭痛、輕微的目眩、肩酸、失眠等。

高血壓雖有因疾病而引發的續發性高血壓，但九〇％以上皆是不明原因的原發性高血壓。前面提過肥胖者併發高血壓的頻率很高，但若是因肥胖而導致高血壓，在減肥後血壓多可恢復正常值。但即使主治醫師勸其減肥，患者也不知該如何減？結果很多人皆服用可以控制血壓的降壓劑。

雖然降壓劑有很多種，但大多使用下列其中之一種：①利尿降壓劑，②交感神經抑制劑，③鈣阻抗劑，④Lenin Angiotensin。

在NOR式減肥法中，經常服用降壓劑的患者，在治療初期仍讓他按過去一樣每天服藥。體重下降後血壓也會跟著下降，而由於中藥中也有降壓作用的藥，因此為了不使血壓降得太低，必須一邊調整西藥及中藥的量，一邊減肥。當然量血壓及血液生化檢查的次數要增加，以求能安全減肥。

藉著減肥可使血壓階段性下降，但，至於減肥為何會使血壓下降則詳情不明。但依據一部分的意見，認為因肥胖而導致的高胰島素血症會增加鈉在腎臟的再吸收，使細胞外液量增加形成高血壓。脂肪組織減少後，心臟相對可減少輸送血液的勞力，因此血壓會下降，但似乎還有其他原因。

Q　我的伯父猝死在高爾夫球場，死因是心肌梗塞。伯父相當胖，我的體型也和他類似。只要減肥便可預防心肌梗塞嗎？（三十歲、服務於通信機器製造）

A　人一肥胖便會以各種方式加重心臟負擔，所謂心肌梗塞便是血液不再送進構成心臟壁的心肌中，引起壞死的疾病。

供給心肌血液的是冠狀動脈，冠狀動脈會因動脈硬化而變狹窄，造成暫時的血流不佳，使心肌呈缺氧狀態的便是狹心症，造成血流停止的便是心肌梗塞。

這種冠狀動脈疾病增加的第一原因便是飲食內容的變化。最近可說是飽食時代或美食時代，許多人誇耀經常與美食為伍，這是相當誤錯的觀念。

到了飽食時代，增加最多的便是肉類，肉類食品多含飽和脂肪酸，為高脂血症、動脈硬化、高血壓的原因。高脂血症、高血壓症、糖尿病等的肥胖併發症，多為促進動脈硬化的因子，因此肥胖者大多患有冠狀動脈疾病。

減肥大多會使血壓下降、血糖值正常、膽固醇或中性脂肪值下降，這是事實。但我不認為光靠這一點便可在短時間內解除動脈硬化。不過減肥後的確可使心肌梗塞等冠狀動脈疾病的發病率下降。

個中道理雖不是很清楚，但我想是因為改善肥胖後使血壓下降、高脂血症也改善，才會給冠狀動脈良好的影響。

Q　我的月經停止，到婦產科檢查後，醫生說是因肥胖所致。若瘦的話月經可恢復嗎？（二十二歲、服務於事務用品販賣公司）

A　月經異常不只是因卵巢機能異常，腦視丘下部或下垂體位異常也會造成月經異常。性賀爾蒙分泌的結構是由視丘下部的賀爾蒙下垂體起作用分泌出賀爾蒙，下垂體所分泌的賀爾蒙會刺激卵巢，使之分泌性賀爾蒙。

肥胖女性投訴有月經異常情形者出乎意料的多。因為肥胖使卵巢功能惡化，造成月經停止，月經量少、或偶爾才來的異常情況，原因是女性賀爾蒙刺激素分泌量低下，或刺激素被儲存於脂肪中無法正常運作所致。

若在肥胖前月經正常，肥胖後才發生月經異常時，藉著減肥大多能恢復正常。

Q 我結婚三年尚未懷孕，好像是因肥胖所致。有無因減肥後而懷孕的案例。（二十八歲、家庭主婦）

A 不孕的頻率約佔所有夫妻的一〇%，不孕的原因很多，就這位女性的情形來看也無法斷定原因只是在於肥胖，但的確有因肥胖造成卵巢機能障礙，導致不易受孕的案例。

不孕常易被指責原因在於女性，但據我所知，約有四〇%的原因在於因男性的無精子症、缺乏精子症等。

在女性方面，要能懷孕必須由卵巢排出卵子，經由性交和男性的精子會合，使受精的受精卵在子宮內膜著床，並須有其正常發育才行。

在男性方面，必須排出有活力及充分量的精子，由陰道進入子宮、輸卵管，和卵子結合。換句話說，要找出不孕的原因，丈夫也必須接受懷孕之前的所有檢查。

這項檢查的基礎便是「基礎體溫」。不必說明，基礎體溫便是早晨醒來在安靜的狀態下測量體溫，並將體溫記入體溫表。表中會顯示，若有排卵便會分泌黃體賀爾蒙使體溫上升，且隨著下次月經的開始而使體溫下降的「二相性」。

有時也會出現有月經但沒有排卵的情形。肥胖女性比起不肥胖的女性較易發生不易排卵或月經間隔過長的情形。也有報告指出肥胖女性不孕的機率比不肥胖的女性多了三倍。

我一直反覆強調，不孕的原因有很多種，無法斷定肥胖女性減肥後便能懷孕。但有很多女性因減肥而月經或排卵正常，因而懷孕。

即使不孕的原因不是肥胖，在懷孕前減肥也是很重要的，因為懷孕中為了培育胎兒，食慾亢進，常會因而肥胖。此外，肥胖孕婦出現血壓上升、浮腫、蛋白尿等懷孕中毒症的機率，為適當體重孕婦的三倍之多。

本書所介紹的NOR式減肥法聯絡地址

ニューオビーシティーリサーチ 東京都杉並区清水３－７－３（池園クリニック内） ０３（３３９５）４７００（代表）

〔東北地区〕

岩手県盛岡市天昌寺町8-35
骨法長生院　佐々木厚男　0196(47)6267
宮城県石巻市中央3-3-5
奥津はり灸治療院　奥津　広　0225(96)6564
福島県郡山市富久山町久保田字久保田104
アジア堂三沢鍼灸治療院　三沢昇一　0249(22)8408

〔関東甲信越地区〕

新潟県新潟市日の出1-9-14
日之出医院（医師）　林　伸行　025(244)3990
新潟県長岡市東坂之上町1-3-3-501
本来堂鍼灸院　石川スミ子　0258(37)1185
群馬県前橋市上増田町566
田島鍼灸院　田島忠温　0120(81)8157
栃木県塩谷郡藤原町滝79-2
福田鍼灸整骨院　福田博英　0288(76)8880
千葉県市川市南大野3-22-2
柳ケ瀬治療院　遠藤克寿　0473(39)2781
神奈川県横須賀市汐入町2-38
今野鍼灸院　今野哲男　0468(27)1476

〔東京地区〕

東京都杉並区清水1-14-6　3F
高橋クリニック（医師）　高橋厳太郎　03(5382)5465

東京都杉並区高円寺南4-27-10　佐野ビル7F
けいこ内科（医師）　依田桂子　03(3314)1820
東京都中野区中野4-2-1　山忠ビル2F
ささもと形成外科（医師）　笹本良信　03(5380)3500
〔東海北陸地区〕
静岡県富士市上横割131-3
平田鍼灸接骨院　平田　広　0545(63)2200
静岡県富士市三ツ沢346
鈴木鍼灸院　鈴木慎治　0545(22)1108
愛知県江南市力長町神明377
エンゼル治療院　池尾正雄　0587(54)6150
愛知県豊川市光明町2-39-2
辻村鍼灸院　辻村　格　05338(4)4541
福井県福井市四ツ井1-16-1
畑中鍼灸整骨院　畑中良紀　0776(54)0628
〔関西地区〕
大阪府大阪市生野区巽中3-16-25
珠麗堂針灸院　石野雄功　06(754)8714
〔中国四国地区〕
広島県広島市南区的場町1-7-20
十河クリニック（医師）　十河勝正　082(261)0280
〔九州地区〕
福岡県福岡市博多区博多駅前1-18-16　3F
財津医院（医師）　財津吉和　092(452)3040

※ツボ探索器アジスコープ DT 取扱店、
クラハシ医療システム調べ、　03(5481)6371

大展出版社有限公司　圖書目錄

地址：台北市北投區11204
致遠一路二段12巷1號
郵撥：0166955～1
電話：(02) 8236031
8236033
傳眞：(02) 8272069

・法律專欄連載・電腦編號58

台大法學院 法律學系／策劃
法律服務社／編著

①別讓您的權利睡著了1	200元
②別讓您的權利睡著了2	200元

・秘傳占卜系列・電腦編號14

①手相術	淺野八郎著	150元
②人相術	淺野八郎著	150元
③西洋占星術	淺野八郎著	150元
④中國神奇占卜	淺野八郎著	150元
⑤夢判斷	淺野八郎著	150元
⑥前世、來世占卜	淺野八郎著	150元
⑦法國式血型學	淺野八郎著	150元
⑧靈感、符咒學	淺野八郎著	150元
⑨紙牌占卜學	淺野八郎著	150元
⑩ＥＳＰ超能力占卜	淺野八郎著	150元
⑪猶太數的秘術	淺野八郎著	150元
⑫新心理測驗	淺野八郎著	160元

・趣味心理講座・電腦編號15

①性格測驗１	探索男與女	淺野八郎著	140元
②性格測驗２	透視人心奧秘	淺野八郎著	140元
③性格測驗３	發現陌生的自己	淺野八郎著	140元
④性格測驗４	發現你的真面目	淺野八郎著	140元
⑤性格測驗５	讓你們吃驚	淺野八郎著	140元
⑥性格測驗６	洞穿心理盲點	淺野八郎著	140元
⑦性格測驗７	探索對方心理	淺野八郎著	140元
⑧性格測驗８	由吃認識自己	淺野八郎著	140元
⑨性格測驗９	戀愛知多少	淺野八郎著	140元

⑩性格測驗10	由裝扮瞭解人心	淺野八郎著	140元
⑪性格測驗11	敲開內心玄機	淺野八郎著	140元
⑫性格測驗12	透視你的未來	淺野八郎著	140元
⑬血型與你的一生		淺野八郎著	160元
⑭趣味推理遊戲		淺野八郎著	160元
⑮行爲語言解析		淺野八郎著	160元

・婦 幼 天 地・電腦編號16

①八萬人減肥成果	黃靜香譯	180元
②三分鐘減肥體操	楊鴻儒譯	150元
③窈窕淑女美髮秘訣	柯素娥譯	130元
④使妳更迷人	成　玉譯	130元
⑤女性的更年期	官舒妍編譯	160元
⑥胎內育兒法	李玉瓊編譯	150元
⑦早產兒袋鼠式護理	唐岱蘭譯	200元
⑧初次懷孕與生產	婦幼天地編譯組	180元
⑨初次育兒12個月	婦幼天地編譯組	180元
⑩斷乳食與幼兒食	婦幼天地編譯組	180元
⑪培養幼兒能力與性向	婦幼天地編譯組	180元
⑫培養幼兒創造力的玩具與遊戲	婦幼天地編譯組	180元
⑬幼兒的症狀與疾病	婦幼天地編譯組	180元
⑭腿部苗條健美法	婦幼天地編譯組	150元
⑮女性腰痛別忽視	婦幼天地編譯組	150元
⑯舒展身心體操術	李玉瓊編譯	130元
⑰三分鐘臉部體操	趙薇妮著	160元
⑱生動的笑容表情術	趙薇妮著	160元
⑲心曠神怡減肥法	川津祐介著	130元
⑳內衣使妳更美麗	陳玄茹譯	130元
㉑瑜伽美姿美容	黃靜香編著	150元
㉒高雅女性裝扮學	陳珮玲譯	180元
㉓蠶糞肌膚美顏法	坂梨秀子著	160元
㉔認識妳的身體	李玉瓊譯	160元
㉕產後恢復苗條體態	居理安・芙萊喬著	200元
㉖正確護髮美容法	山崎伊久江著	180元
㉗安琪拉美姿養生學	安琪拉蘭斯博瑞著	180元
㉘女體性醫學剖析	增田豐著	220元
㉙懷孕與生產剖析	岡部綾子著	180元
㉚斷奶後的健康育兒	東城百合子著	220元
㉛引出孩子幹勁的責罵藝術	多湖輝著	170元
㉜培養孩子獨立的藝術	多湖輝著	170元

㉝子宮肌瘤與卵巢囊腫	陳秀琳編著	180元
㉞下半身減肥法	納他夏・史達賓著	180元
㉟女性自然美容法	吳雅菁編著	180元

・青春天地・電腦編號17

①A血型與星座	柯素娥編譯	120元
②B血型與星座	柯素娥編譯	120元
③O血型與星座	柯素娥編譯	120元
④AB血型與星座	柯素娥編譯	120元
⑤青春期性教室	呂貴嵐編譯	130元
⑥事半功倍讀書法	王毅希編譯	150元
⑦難解數學破題	宋釗宜編譯	130元
⑧速算解題技巧	宋釗宜編譯	130元
⑨小論文寫作秘訣	林顯茂編譯	120元
⑪中學生野外遊戲	熊谷康編著	120元
⑫恐怖極短篇	柯素娥編譯	130元
⑬恐怖夜話	小毛驢編譯	130元
⑭恐怖幽默短篇	小毛驢編譯	120元
⑮黑色幽默短篇	小毛驢編譯	120元
⑯靈異怪談	小毛驢編譯	130元
⑰錯覺遊戲	小毛驢編譯	130元
⑱整人遊戲	小毛驢編著	150元
⑲有趣的超常識	柯素娥編譯	130元
⑳哦！原來如此	林慶旺編譯	130元
㉑趣味競賽100種	劉名揚編譯	120元
㉒數學謎題入門	宋釗宜編譯	150元
㉓數學謎題解析	宋釗宜編譯	150元
㉔透視男女心理	林慶旺編譯	120元
㉕少女情懷的自白	李桂蘭編譯	120元
㉖由兄弟姊妹看命運	李玉瓊編譯	130元
㉗趣味的科學魔術	林慶旺編譯	150元
㉘趣味的心理實驗室	李燕玲編譯	150元
㉙愛與性心理測驗	小毛驢編譯	130元
㉚刑案推理解謎	小毛驢編譯	130元
㉛偵探常識推理	小毛驢編譯	130元
㉜偵探常識解謎	小毛驢編譯	130元
㉝偵探推理遊戲	小毛驢編譯	130元
㉞趣味的超魔術	廖玉山編著	150元
㉟趣味的珍奇發明	柯素娥編著	150元
㊱登山用具與技巧	陳瑞菊編著	150元

・健 康 天 地・電腦編號18

①壓力的預防與治療	柯素娥編譯	130元
②超科學氣的魔力	柯素娥編譯	130元
③尿療法治病的神奇	中尾良一著	130元
④鐵證如山的尿療法奇蹟	廖玉山譯	120元
⑤一日斷食健康法	葉慈容編譯	150元
⑥胃部強健法	陳炳崑譯	120元
⑦癌症早期檢查法	廖松濤譯	160元
⑧老人痴呆症防止法	柯素娥編譯	130元
⑨松葉汁健康飲料	陳麗芬編譯	130元
⑩揉肚臍健康法	永井秋夫著	150元
⑪過勞死、猝死的預防	卓秀貞編譯	130元
⑫高血壓治療與飲食	藤山順豐著	150元
⑬老人看護指南	柯素娥編譯	150元
⑭美容外科淺談	楊啟宏著	150元
⑮美容外科新境界	楊啟宏著	150元
⑯鹽是天然的醫生	西英司郎著	140元
⑰年輕十歲不是夢	梁瑞麟譯	200元
⑱茶料理治百病	桑野和民著	180元
⑲綠茶治病寶典	桑野和民著	150元
⑳杜仲茶養顏減肥法	西田博著	150元
㉑蜂膠驚人療效	瀨長良三郎著	150元
㉒蜂膠治百病	瀨長良三郎著	180元
㉓醫藥與生活	鄭炳全著	180元
㉔鈣長生寶典	落合敏著	180元
㉕大蒜長生寶典	木下繁太郎著	160元
㉖居家自我健康檢查	石川恭三著	160元
㉗永恒的健康人生	李秀鈴譯	200元
㉘大豆卵磷脂長生寶典	劉雪卿譯	150元
㉙芳香療法	梁艾琳譯	160元
㉚醋長生寶典	柯素娥譯	180元
㉛從星座透視健康	席拉・吉蒂斯著	180元
㉜愉悅自在保健學	野本二士夫著	160元
㉝裸睡健康法	丸山淳士等著	160元
㉞糖尿病預防與治療	藤田順豐著	180元
㉟維他命長生寶典	菅原明子著	180元
㊱維他命C新效果	鐘文訓編	150元
㊲手、腳病理按摩	堤芳郎著	160元
㊳AIDS瞭解與預防	彼得塔歐爾著	180元

㊴甲殼質殼聚糖健康法	沈永嘉譯	160元
㊵神經痛預防與治療	木下眞男著	160元
㊶室內身體鍛鍊法	陳炳崑編著	160元
㊷吃出健康藥膳	劉大器編著	180元
㊸自我指壓術	蘇燕謀編著	160元
㊹紅蘿蔔汁斷食療法	李玉瓊編著	150元
㊺洗心術健康秘法	竺翠萍編譯	170元
㊻枇杷葉健康療法	柯素娥編譯	180元
㊼抗衰血癒	楊啟宏著	180元
㊽與癌搏鬥記	逸見政孝著	180元
㊾冬蟲夏草長生寶典	高橋義博著	170元
㊿痔瘡・大腸疾病先端療法	宮島伸宜著	180元
51膠布治癒頑固慢性病	加瀨建造著	180元
52芝麻神奇健康法	小林貞作著	170元
53香煙能防止癡呆？	高田明和著	180元
54穀菜食治癌療法	佐藤成志著	180元

・實用女性學講座・電腦編號 19

①解讀女性內心世界	島田一男著	150元
②塑造成熟的女性	島田一男著	150元
③女性整體裝扮學	黃靜香編著	180元
④女性應對禮儀	黃靜香編著	180元

・校 園 系 列・電腦編號 20

①讀書集中術	多湖輝著	150元
②應考的訣竅	多湖輝著	150元
③輕鬆讀書贏得聯考	多湖輝著	150元
④讀書記憶秘訣	多湖輝著	150元
⑤視力恢復！超速讀術	江錦雲譯	180元
⑥讀書36計	黃柏松編著	180元
⑦驚人的速讀術	鐘文訓編著	170元

・實用心理學講座・電腦編號 21

①拆穿欺騙伎倆	多湖輝著	140元
②創造好構想	多湖輝著	140元
③面對面心理術	多湖輝著	160元
④偽裝心理術	多湖輝著	140元
⑤透視人性弱點	多湖輝著	140元

⑥自我表現術	多湖輝著	150元
⑦不可思議的人性心理	多湖輝著	150元
⑧催眠術入門	多湖輝著	150元
⑨責罵部屬的藝術	多湖輝著	150元
⑩精神力	多湖輝著	150元
⑪厚黑說服術	多湖輝著	150元
⑫集中力	多湖輝著	150元
⑬構想力	多湖輝著	150元
⑭深層心理術	多湖輝著	160元
⑮深層語言術	多湖輝著	160元
⑯深層說服術	多湖輝著	180元
⑰掌握潛在心理	多湖輝著	160元
⑱洞悉心理陷阱	多湖輝著	180元
⑲解讀金錢心理	多湖輝著	180元
⑳拆穿語言圈套	多湖輝著	180元
㉑語言的心理戰	多湖輝著	180元

•超現實心理講座•電腦編號22

①超意識覺醒法	詹蔚芬編譯	130元
②護摩秘法與人生	劉名揚編譯	130元
③秘法！超級仙術入門	陸　明譯	150元
④給地球人的訊息	柯素娥編著	150元
⑤密教的神通力	劉名揚編著	130元
⑥神秘奇妙的世界	平川陽一著	180元
⑦地球文明的超革命	吳秋嬌譯	200元
⑧力量石的秘密	吳秋嬌譯	180元
⑨超能力的靈異世界	馬小莉譯	200元
⑩逃離地球毀滅的命運	吳秋嬌譯	200元
⑪宇宙與地球終結之謎	南山宏著	200元
⑫驚世奇功揭秘	傅起鳳著	200元
⑬啟發身心潛力心象訓練法	栗田昌裕著	180元
⑭仙道術遁甲法	高藤聰一郎著	220元
⑮神通力的秘密	中岡俊哉著	180元

•養 生 保 健•電腦編號23

①醫療養生氣功	黃孝寛著	250元
②中國氣功圖譜	余功保著	230元
③少林醫療氣功精粹	井玉蘭著	250元
④龍形實用氣功	吳大才等著	220元

⑤魚戲增視強身氣功	宮　嬰著	220元
⑥嚴新氣功	前新培金著	250元
⑦道家玄牝氣功	張　章著	200元
⑧仙家秘傳袪病功	李遠國著	160元
⑨少林十大健身功	秦慶豐著	180元
⑩中國自控氣功	張明武著	250元
⑪醫療防癌氣功	黃孝寬著	250元
⑫醫療強身氣功	黃孝寬著	250元
⑬醫療點穴氣功	黃孝寬著	250元
⑭中國八卦如意功	趙維漢著	180元
⑮正宗馬禮堂養氣功	馬禮堂著	420元
⑯秘傳道家筋經內丹功	王慶餘著	280元
⑰三元開慧功	辛桂林著	250元
⑱防癌治癌新氣功	郭　林著	180元
⑲禪定與佛家氣功修煉	劉天君著	200元
⑳顛倒之術	梅自強著	元
㉑簡明氣功辭典	吳家駿編	元

・社會人智囊・電腦編號 24

①糾紛談判術	清水增三著	160元
②創造關鍵術	淺野八郎著	150元
③觀人術	淺野八郎著	180元
④應急詭辯術	廖英迪編著	160元
⑤天才家學習術	木原武一著	160元
⑥猫型狗式鑑人術	淺野八郎著	180元
⑦逆轉運掌握術	淺野八郎著	180元
⑧人際圓融術	澀谷昌三著	160元
⑨解讀人心術	淺野八郎著	180元
⑩與上司水乳交融術	秋元隆司著	180元
⑪男女心態定律	小田晉著	180元
⑫幽默說話術	林振輝編著	200元
⑬人能信賴幾分	淺野八郎著	180元
⑭我一定能成功	李玉瓊譯	元
⑮獻給青年的嘉言	陳蒼杰譯	元
⑯知人、知面、知其心	林振輝編著	元

・精　選　系　列・電腦編號 25

①毛澤東與鄧小平	渡邊利夫等著	280元
②中國大崩裂	江戶介雄著	180元

③台灣・亞洲奇蹟	上村幸治著	220元
④7-ELEVEN高盈收策略	國友隆一著	180元
⑤台灣獨立	森　詠著	200元
⑥迷失中國的末路	江戶雄介著	220元
⑦2000年5月全世界毀滅	紫藤甲子男著	180元

・運 動 遊 戲・電腦編號26

①雙人運動	李玉瓊譯	160元
②愉快的跳繩運動	廖玉山譯	180元
③運動會項目精選	王佑京譯	150元
④肋木運動	廖玉山譯	150元
⑤測力運動	王佑宗譯	150元

・銀髮族智慧學・電腦編號28

①銀髮六十樂逍遙	多湖輝著	170元
②人生六十反年輕	多湖輝著	170元
③六十歲的決斷	多湖輝著	170元

・心 靈 雅 集・電腦編號00

①禪言佛語看人生	松濤弘道著	180元
②禪密教的奧秘	葉逯謙譯	120元
③觀音大法力	田口日勝著	120元
④觀音法力的大功德	田口日勝著	120元
⑤達摩禪106智慧	劉華亭編譯	150元
⑥有趣的佛教研究	葉逯謙編譯	120元
⑦夢的開運法	蕭京凌譯	130元
⑧禪學智慧	柯素娥編譯	130元
⑨女性佛教入門	許俐萍譯	110元
⑩佛像小百科	心靈雅集編譯組	130元
⑪佛教小百科趣談	心靈雅集編譯組	120元
⑫佛教小百科漫談	心靈雅集編譯組	150元
⑬佛教知識小百科	心靈雅集編譯組	150元
⑭佛學名言智慧	松濤弘道著	220元
⑮釋迦名言智慧	松濤弘道著	220元
⑯活人禪	平田精耕著	120元
⑰坐禪入門	柯素娥編譯	150元
⑱現代禪悟	柯素娥編譯	130元
⑲道元禪師語錄	心靈雅集編譯組	130元

⑳佛學經典指南	心靈雅集編譯組	130元
㉑何謂「生」 阿含經	心靈雅集編譯組	150元
㉒一切皆空 般若心經	心靈雅集編譯組	150元
㉓超越迷惘 法句經	心靈雅集編譯組	130元
㉔開拓宇宙觀 華嚴經	心靈雅集編譯組	130元
㉕真實之道 法華經	心靈雅集編譯組	130元
㉖自由自在 涅槃經	心靈雅集編譯組	130元
㉗沈默的教示 維摩經	心靈雅集編譯組	150元
㉘開通心眼 佛語佛戒	心靈雅集編譯組	130元
㉙揭秘寶庫 密教經典	心靈雅集編譯組	130元
㉚坐禪與養生	廖松濤譯	110元
㉛釋尊十戒	柯素娥編譯	120元
㉜佛法與神通	劉欣如編著	120元
㉝悟（正法眼藏的世界）	柯素娥編譯	120元
㉞只管打坐	劉欣如編著	120元
㉟喬答摩・佛陀傳	劉欣如編著	120元
㊱唐玄奘留學記	劉欣如編著	120元
㊲佛教的人生觀	劉欣如編譯	110元
㊳無門關（上卷）	心靈雅集編譯組	150元
㊴無門關（下卷）	心靈雅集編譯組	150元
㊵業的思想	劉欣如編著	130元
㊶佛法難學嗎	劉欣如著	140元
㊷佛法實用嗎	劉欣如著	140元
㊸佛法殊勝嗎	劉欣如著	140元
㊹因果報應法則	李常傳編	140元
㊺佛教醫學的奧秘	劉欣如編著	150元
㊻紅塵絕唱	海　若著	130元
㊼佛教生活風情	洪丕謨、姜玉珍著	220元
㊽行住坐臥有佛法	劉欣如著	160元
㊾起心動念是佛法	劉欣如著	160元
㊿四字禪語	曹洞宗青年會	200元
51妙法蓮華經	劉欣如編著	160元
52根本佛教與大乘佛教	葉作森編	180元

・經 營 管 理・電腦編號 01

◎創新經營管理六十六大計（精）	蔡弘文編	780元
①如何獲取生意情報	蘇燕謀譯	110元
②經濟常識問答	蘇燕謀譯	130元
④台灣商戰風雲錄	陳中雄著	120元
⑤推銷大王秘錄	原一平著	180元

⑥新創意・賺大錢	王家成譯	90元
⑦工廠管理新手法	琪　輝著	120元
⑨經營參謀	柯順隆譯	120元
⑩美國實業24小時	柯順隆譯	80元
⑪撼動人心的推銷法	原一平著	150元
⑫高竿經營法	蔡弘文編	120元
⑬如何掌握顧客	柯順隆譯	150元
⑭一等一賺錢策略	蔡弘文編	120元
⑯成功經營妙方	鐘文訓著	120元
⑰一流的管理	蔡弘文編	150元
⑱外國人看中韓經濟	劉華亭譯	150元
⑳突破商場人際學	林振輝編著	90元
㉑無中生有術	琪輝編著	140元
㉒如何使女人打開錢包	林振輝編著	100元
㉓操縱上司術	邑井操著	90元
㉔小公司經營策略	王嘉誠著	160元
㉕成功的會議技巧	鐘文訓編譯	100元
㉖新時代老闆學	黃柏松編著	100元
㉗如何創造商場智囊團	林振輝編譯	150元
㉘十分鐘推銷術	林振輝編譯	180元
㉙五分鐘育才	黃柏松編譯	100元
㉚成功商場戰術	陸明編譯	100元
㉛商場談話技巧	劉華亭編譯	120元
㉜企業帝王學	鐘文訓譯	90元
㉝自我經濟學	廖松濤編譯	100元
㉞一流的經營	陶田生編著	120元
㉟女性職員管理術	王昭國編譯	120元
㊱ＩＢＭ的人事管理	鐘文訓編譯	150元
㊲現代電腦常識	王昭國編譯	150元
㊳電腦管理的危機	鐘文訓編譯	120元
㊴如何發揮廣告效果	王昭國編譯	150元
㊵最新管理技巧	王昭國編譯	150元
㊶一流推銷術	廖松濤編譯	150元
㊷包裝與促銷技巧	王昭國編譯	130元
㊸企業王國指揮塔	松下幸之助著	120元
㊹企業精銳兵團	松下幸之助著	120元
㊺企業人事管理	松下幸之助著	100元
㊻華僑經商致富術	廖松濤編譯	130元
㊼豐田式銷售技巧	廖松濤編譯	180元
㊽如何掌握銷售技巧	王昭國編著	130元
㊿洞燭機先的經營	鐘文訓編譯	150元

⑫新世紀的服務業	鐘文訓編譯	100元
⑬成功的領導者	廖松濤編譯	120元
⑭女推銷員成功術	李玉瓊編譯	130元
⑮ＩＢＭ人才培育術	鐘文訓編譯	100元
⑯企業人自我突破法	黃琪輝編著	150元
⑱財富開發術	蔡弘文編著	130元
⑲成功的店舖設計	鐘文訓編著	150元
㉑企管回春法	蔡弘文編著	130元
㉒小企業經營指南	鐘文訓編譯	100元
㉓商場致勝名言	鐘文訓編譯	150元
㉔迎接商業新時代	廖松濤編譯	100元
㉖新手股票投資入門	何朝乾 編	180元
㉗上揚股與下跌股	何朝乾編譯	180元
㉘股票速成學	何朝乾編譯	200元
㉙理財與股票投資策略	黃俊豪編著	180元
㉚黃金投資策略	黃俊豪編著	180元
㉛厚黑管理學	廖松濤編譯	180元
㉜股市致勝格言	呂梅莎編譯	180元
㉝透視西武集團	林谷燁編譯	150元
㉞巡迴行銷術	陳蒼杰譯	150元
㉟推銷的魔術	王嘉誠譯	120元
㊳60秒指導部屬	周蓮芬編譯	150元
㊴精銳女推銷員特訓	李玉瓊編譯	130元
㊵企劃、提案、報告圖表的技巧	鄭 汶 譯	180元
㊶海外不動產投資	許達守編譯	150元
㊷八百件的世界策略	李玉瓊譯	150元
㊸服務業品質管理	吳宜芬譯	180元
㊹零庫存銷售	黃東謙編譯	150元
㊺三分鐘推銷管理	劉名揚編譯	150元
㊻推銷大王奮鬥史	原一平著	150元
㊼豐田汽車的生產管理	林谷燁編譯	150元

・成 功 寶 庫・電腦編號 02

①上班族交際術	江森滋著	100元
②拍馬屁訣竅	廖玉山編譯	110元
④聽話的藝術	歐陽輝編譯	110元
⑨求職轉業成功術	陳 義編著	110元
⑩上班族禮儀	廖玉山編著	120元
⑪接近心理學	李玉瓊編著	100元
⑫創造自信的新人生	廖松濤編著	120元

⑭上班族如何出人頭地	廖松濤編著	100元
⑮神奇瞬間瞑想法	廖松濤編譯	100元
⑯人生成功之鑰	楊意苓編著	150元
⑲給企業人的諍言	鐘文訓編著	120元
⑳企業家自律訓練法	陳　義編譯	100元
㉑上班族妖怪學	廖松濤編著	100元
㉒猶太人縱橫世界的奇蹟	孟佑政編著	110元
㉓訪問推銷術	黃静香編著	130元
㉕你是上班族中強者	嚴思圖編著	100元
㉖向失敗挑戰	黃静香編著	100元
㉙機智應對術	李玉瓊編著	130元
㉚成功頓悟100則	蕭京凌編譯	130元
㉛掌握好運100則	蕭京凌編譯	110元
㉜知性幽默	李玉瓊編譯	130元
㉝熟記對方絕招	黃静香編譯	100元
㉞男性成功秘訣	陳蒼杰編譯	130元
㊱業務員成功秘方	李玉瓊編著	120元
㊲察言觀色的技巧	劉華亭編著	130元
㊳一流領導力	施義彥編譯	120元
㊴一流說服力	李玉瓊編著	130元
㊵30秒鐘推銷術	廖松濤編譯	150元
㊶猶太成功商法	周蓮芬編譯	120元
㊷尖端時代行銷策略	陳蒼杰編著	100元
㊸顧客管理學	廖松濤編著	100元
㊹如何使對方說Yes	程　羲編著	150元
㊺如何提高工作效率	劉華亭編著	150元
㊼上班族口才學	楊鴻儒譯	120元
㊽上班族新鮮人須知	程　羲編著	120元
㊾如何左右逢源	程　羲編著	130元
㊿語言的心理戰	多湖輝著	130元
51扣人心弦演說術	劉名揚編著	120元
53如何增進記憶力、集中力	廖松濤譯	130元
55性惡企業管理學	陳蒼杰譯	130元
56自我啟發200招	楊鴻儒編著	150元
57做個傑出女職員	劉名揚編著	130元
58靈活的集團營運術	楊鴻儒編著	120元
60個案研究活用法	楊鴻儒編著	130元
61企業教育訓練遊戲	楊鴻儒編著	120元
62管理者的智慧	程　義編譯	130元
63做個佼佼管理者	馬筱莉編譯	130元
64智慧型說話技巧	沈永嘉編譯	130元

⑯活用佛學於經營	松濤弘道著	150元
⑰活用禪學於企業	柯素娥編譯	130元
⑱詭辯的智慧	沈永嘉編譯	150元
⑲幽默詭辯術	廖玉山編譯	150元
⑳拿破崙智慧箴言	柯素娥編譯	130元
㉑自我培育・超越	蕭京凌編譯	150元
㉔時間即一切	沈永嘉編譯	130元
㉕自我脫胎換骨	柯素娥譯	150元
㉖贏在起跑點—人才培育鐵則	楊鴻儒編譯	150元
㉗做一枚活棋	李玉瓊編譯	130元
㉘面試成功戰略	柯素娥編譯	130元
㉙自我介紹與社交禮儀	柯素娥編譯	150元
㉚說NO的技巧	廖玉山編譯	130元
㉛瞬間攻破心防法	廖玉山編譯	120元
㉜改變一生的名言	李玉瓊編譯	130元
㉝性格性向創前程	楊鴻儒編譯	130元
㉞訪問行銷新竅門	廖玉山編譯	150元
㉟無所不達的推銷話術	李玉瓊編譯	150元

•處世智慧•電腦編號03

①如何改變你自己	陸明編譯	120元
④幽默說話術	林振輝編譯	120元
⑤讀書36計	黃柏松編譯	120元
⑥靈感成功術	譚繼山編譯	80元
⑧扭轉一生的五分鐘	黃柏松編譯	100元
⑨知人、知面、知其心	林振輝譯	110元
⑩現代人的詭計	林振輝譯	100元
⑫如何利用你的時間	蘇遠謀譯	80元
⑬口才必勝術	黃柏松編譯	120元
⑭女性的智慧	譚繼山編譯	90元
⑮如何突破孤獨	張文志編譯	80元
⑯人生的體驗	陸明編譯	80元
⑰微笑社交術	張芳明譯	90元
⑱幽默吹牛術	金子登著	90元
⑲攻心說服術	多湖輝著	100元
⑳當機立斷	陸明編譯	70元
㉑勝利者的戰略	宋恩臨編譯	80元
㉒如何交朋友	安紀芳編著	70元
㉓鬥智奇謀（諸葛孔明兵法）	陳炳崑著	70元
㉔慧心良言	亦 奇著	80元

㉕名家慧語	蔡逸鴻主編	90元
㉗稱霸者啟示金言	黃柏松編譯	90元
㉘如何發揮你的潛能	陸明編譯	90元
㉙女人身態語言學	李常傳譯	130元
㉚摸透女人心	張文志譯	90元
㉛現代戀愛秘訣	王家成譯	70元
㉜給女人的悄悄話	妮倩編譯	90元
㉞如何開拓快樂人生	陸明編譯	90元
㉟驚人時間活用法	鐘文訓譯	80元
㊱成功的捷徑	鐘文訓譯	70元
㊲幽默逗笑術	林振輝著	120元
㊳活用血型讀書法	陳炳崑譯	80元
㊴心　燈	葉于模著	100元
㊵當心受騙	林顯茂譯	90元
㊶心・體・命運	蘇燕謀譯	70元
㊷如何使頭腦更敏銳	陸明編譯	70元
㊸宮本武藏五輪書金言錄	宮本武藏著	100元
㊺勇者的智慧	黃柏松編譯	80元
㊼成熟的愛	林振輝譯	120元
㊽現代女性駕馭術	蔡德華著	90元
㊾禁忌遊戲	酒井潔著	90元
52摸透男人心	劉華亭編譯	80元
53如何達成願望	謝世輝著	90元
54創造奇蹟的「想念法」	謝世輝著	90元
55創造成功奇蹟	謝世輝著	90元
56男女幽默趣典	劉華亭譯	90元
57幻想與成功	廖松濤譯	80元
58反派角色的啟示	廖松濤編譯	70元
59現代女性須知	劉華亭編著	75元
61機智說話術	劉華亭編譯	100元
62如何突破內向	姜倩怡編譯	110元
64讀心術入門	王家成編譯	100元
65如何解除內心壓力	林美羽編著	110元
66取信於人的技巧	多湖輝著	110元
67如何培養堅強的自我	林美羽編著	90元
68自我能力的開拓	卓一凡編著	110元
70縱橫交涉術	嚴思圖編著	90元
71如何培養妳的魅力	劉文珊編著	90元
72魅力的力量	姜倩怡編著	90元
73金錢心理學	多湖輝著	100元
74語言的圈套	多湖輝著	110元

國家圖書館出版品預行編目資料

再也不發胖／池園悅太郎著；沈永嘉譯
—初版,—臺北市；大展,民85
面；　公分—（婦幼天地；36）
譯自：これなら二度と太らない！
ISBN 957-557-641-1（平裝）

1. 減肥

411.35　　85010600

原書名：これなら二度と太らない！
原著作者：池園悅太郎　©Etsutarō Ikezono 1995
原出版者：株式會社　ごま書房
版權仲介：宏儒企業有限公司

ISBN 957-557-641-1

再也不發胖

原著者／池園悅太郎
編譯者／沈　永　嘉
發行人／蔡　森　明
出版者／大展出版社有限公司
社　址／台北市北投區（石牌）
致遠一路二段12巷1號
電　話／(02) 8236031・8236033
傳　眞／(02) 8272069
郵政劃撥／0166955－1
登記證／局版臺業字第2171號

承印者／高星企業有限公司
裝　訂／日新裝訂所
排版者／千賓電腦打字有限公司
電　話／（02）8812643
初　版／1996年（民85年）11月
定　價／170元

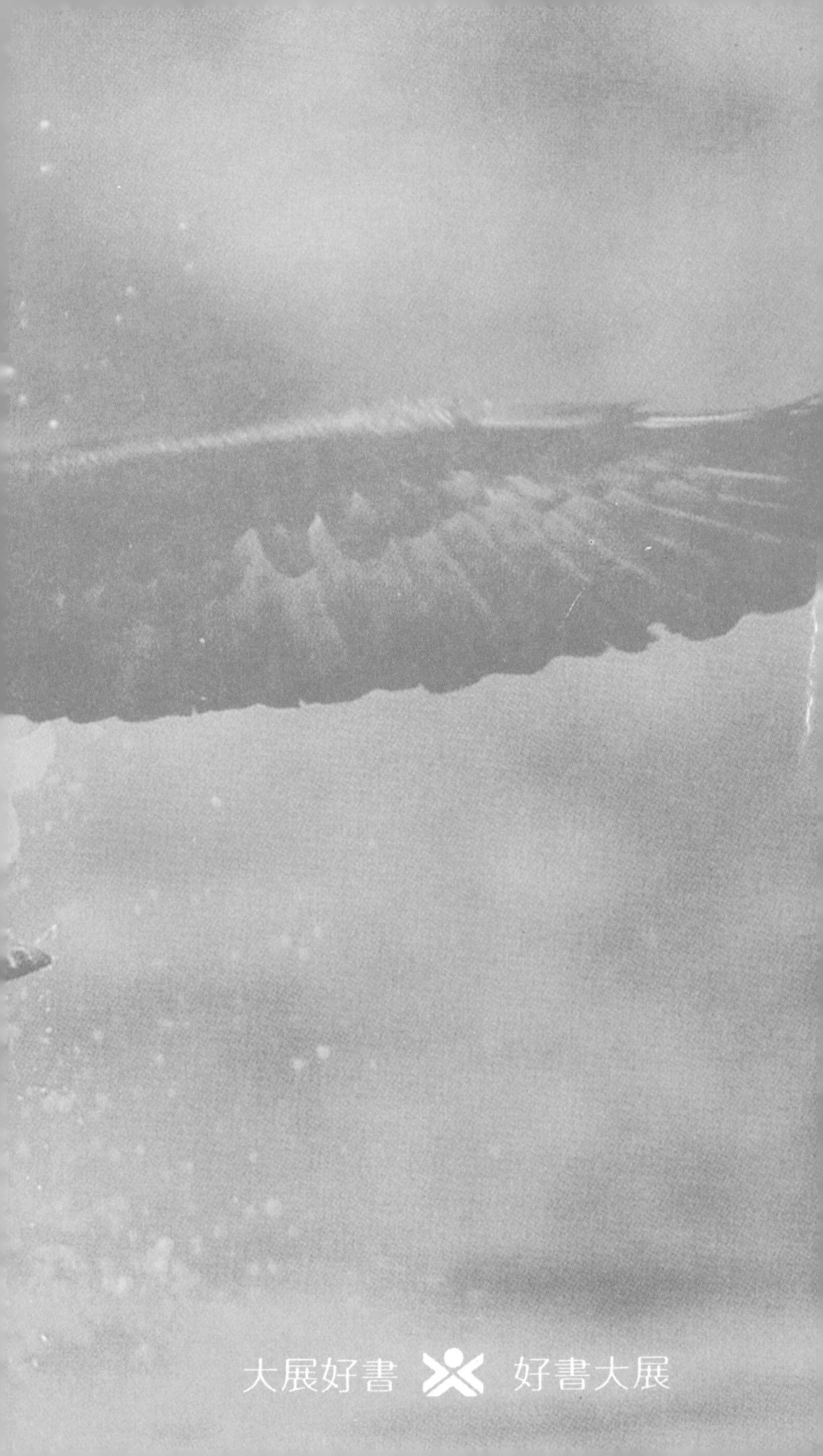
大展好書 好書大展

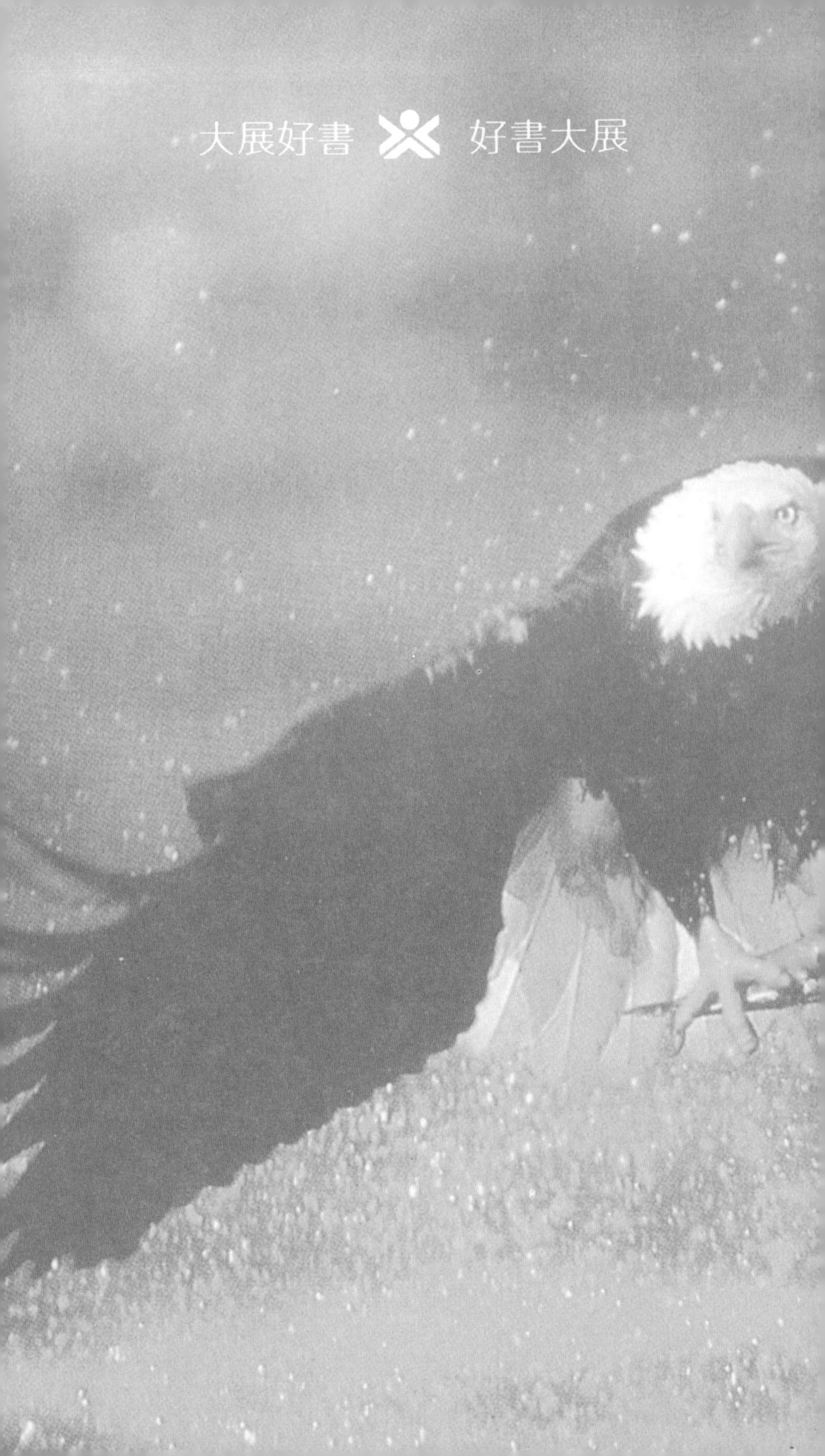
大展好書　好書大展